撫慰身心的
精油擴香芳療

Aromatherapy with Essential Oil Diffusers:
For Everyday Health and Wellness

64種基礎精油×160種擴香配方，

改善焦慮、疲勞、過敏、頭痛等200種身心問題

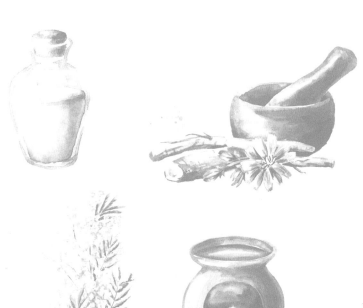

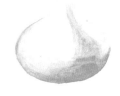

Karin Parramore
卡琳・帕拉莫爾——著

賴佳妤——譯

·目錄·

Part 1 精油擴香 Essential Oil Diffusion

Part 2 擴香精油療法

用精油擴香改善身心

使用精油改善你的生活空間

引言

這本書主要談論的內容為芳香療法，而與其它芳香療法書籍不同的是，我們更深入地探討如何利用擴香的方式增進我們的幸福與健康。我們經常在日常生活中聽到有關「芳香療法」的論述，精油的使用變成了一種趨勢，而且有越來越多人熟悉精油，但其中又蘊藏著什麼樣的意涵呢？

就最基本面來說，「芳香療法」的意義如同字面上一樣：是指藉由芳香植物所萃取出的精油達到預防身心靈疾病與保健的功效。為了更詳細地了解芳香療法是如何在身心靈的各層面運作，就讓我們繼續讀下去吧！

使用香氣作為溝通媒介

小心錯誤的訊息

不幸的是，芳香療法和所有的流行趨勢一樣，有十分大量的錯誤資訊四處蔓延，有些資訊真的非常危險。使用值得信賴的資訊來學習芳香療法是很重要的（見第 259 頁，「參考文獻」），這麼做能夠避免你的健康受到危害。

香氣，是我們藉由嗅覺偵測周遭空氣而感知到的事物。植物和動物會在他們自己的物種和其他的物種中藉由釋放氣味分子和彼此溝通。我們都知道，花朵會藉由散發獨特的香氣以吸引授粉者（以及人類的鼻子！），幫助花粉的傳播。但是你知道植物也會使用氣味來警告她們的夥伴嗎？

當病蟲害大量襲來造成農作物的大量減少時，這些食用植物會藉由改變這些氣味的化學成分讓昆蟲比較不容易被吸引過來，阻止害蟲的侵襲。這些

改變過的化學物質，會變成植物在空氣中所釋放氣味的一部分，並警告同一區的農作植物——他們就快要被吃掉了。位在遠處的植物接收到這個訊息後，它們也會改變化學結構作為應對。當昆蟲移動經過這個區域時，植物已變得較不引蟲注目，因而有較多的植物能夠倖免於這場災難。

因為植物被束縛在地面上，所以他們必須相當擅長以此方式作溝通，這是他們少數做得到的防護方式之一。另一方面，動物也可以藉由氣味送出訊號，牠們釋放費洛蒙以同時傳送明確的訊息給牠的朋友和敵人。理所當然地，我們人類也具有這樣的能力。在更早的時代，我們和他人的溝通大部分是透過情緒反應所產生的氣味來完成的。當我們被吸引時，會藉由特別的費洛蒙，發出對對方感興趣並準備好接受性行為的暗號；當我們感到恐懼時，則會向我們的敵人發出受到傷害的暗號。但是當人類知道汙染物具有傳染疾病的危險性之後，人類身體製造的天然費洛蒙氣味漸漸地和疾病傳播劃上等號，並且，這氣味也被視為是令人反感而且需要被避開的東西。時至今日，在大多數的情況下，我們已經失去透過費洛蒙溝通的能力，但還好我們仍可以透過意識來溝通。

實用的香氣

我們所認知的，令人喜愛且通常難以形容的香氛，有著遠比單純改善心情（或是提醒我們避開腐壞食物）以外更大的功效。舉例來說，為了繁衍生殖以及安全所需，許多可揮發的分子會被釋放到空氣中以和其他不同物種溝通。

合成香精的危險性

當今這個時代，因為商業利益的關係選擇使用化學香料而非天然的精油，因此，我們聞到的花朵香氣有很大的機會是合成的。十分不幸地，我們的身體並無法處理這些塗抹在皮膚上或是吸入的塑膠微粒中的化學分子，而且也無法處理其他合成物質。有警示報告指出，因為暴露化學分子而造成的疾病及過敏案例正在上升中，尤其是當這些有毒物質接觸

到像小孩子這樣容易受到影響的族群時。

　　合成香精最讓人困擾的部分是它們的化學結構。許多化學物質和內生性（自然產生的）荷爾蒙非常類似，因此它們被歸類為「環境雌激素」，並且，它們在身體內的作用幾乎就像我們自己製造的雌激素一樣。事實上，環境雌激素對於荷爾蒙接受器有很強的親和力，可能會讓天然雌激素和接受器斷掉鍵結。更甚者，它們保持鍵結的時間比天然雌激素還要長很多，這可能會對負責在身體內傳送訊息讓身體正常運作的內分泌系統造成破壞。

回歸，大自然的芬芳

　　為了要盡可能的保持健康，我們必須努力避免受到由合成香精產生的化學性荷爾蒙干擾，並且重新使用直接從植物萃取而來的香氣。

　　精油是從植物的不同部分蒸餾出來、對健康有所助益的濃縮物質。因此，我們的內分泌系統以及神經系統能夠立刻辨認出精油並且利用這些精油分子促進身體健康而不是讓身體變得不平衡。

　　當你變得越來越熟悉這些植物物質，請謹記在心，精油的製成是需要驚人的大量努力以及巨量的新鮮植物。舉例來說，蒸餾 1 磅的尤加利精油需要大約 50 磅的尤加利葉；1 磅的薰衣草精油需要大約 150 磅的植物材料；1 磅的玫瑰精油需要大約 3000 磅的玫瑰花瓣！這些例子讓我們明確地瞭解為何精油的價格是如此昂貴，但也幫助我們瞭解為何 1 滴精油就足以解決不平衡的身心問題。精油，純粹而精煉，就讓我們開始被滿山滿谷的樹木果實花朵圍繞吧！

避免化學合成物

除了精油本身所提供的益處之外，這本書所提供的建議，也可以幫助你避免一些在現代社會似乎已經無所不在的合成香精。光是這一個好處，就可以帶領你走向身心靈更加平衡，且更健康的生活。

精油擴香

　　精油在芳香療法中有很多不同的使用方式，我們可以吸嗅、使用於皮膚上、將精油滴在食物上攝取、製成栓劑或浣腸劑，或者是坐浴使用。而在這裡我們主要探討如何用精油擴香以改善身體的不平衡狀況。

　　「擴香」，這個名詞指的是能夠促進精油的揮發分子釋放的任何方式。打開裝滿精油的瓶子——這就是最簡單的「擴香」。當然，有很多擴香精油的方式比單純打開瓶子還要有效許多。在「擴香用具的種類」章節中（第 20 頁），我廣泛介紹了各式各樣的擴香選擇，並且在「使用精油促進身心靈健康」（第 80 頁）中說明要使用何種精油配方、如何最有效地擴香精油以治療特定的健康狀況。

　　芳香療法可以解決許許多多的健康問題，但它尚未受到它應有的矚目，而這本書企圖醫治這樣的現狀。「使用精油促進身心靈健康」這一章節是根據健康議題的分類做編排，其中還包含那些對精油擴香反應極好的狀況，例如呼吸系統疾病以及心理及情緒上的不平衡。

　　此外，在「使用精油改善你的生活空間」章節中（第 220 頁），我有一些關於使用精油來解決家中、車中以及工作場所中的問題的建議，譬如說，浴室裡的黴菌或是閣樓中的老鼠。

　　我希望你能夠覺得這本書非常實用。更重要的是，我希望你能夠好好享受精油擴香所帶給你的體驗。祝福你擁有完美的健康！

簡單就好

我有意讓複方精油的配方簡單化，因為我發現 3 種單方所調配成的複方既有效又不會讓人覺得太複雜。當你知道你會對特定的精油有什麼反應、喜歡我的哪些配方之後，就可以開始迎向創造屬於自己複方精油的新旅程了！

PART 1

精油擴香

增進身心靈健康的
芳香植物：簡史

在人類的生活中，從食物到藥物，從衣服到遮蔽所，植物已經陪伴了我們數千年的時間。身處在充斥著鋼筋水泥建築以及包裝食品的現代社會中，我們相當容易就忘卻我們和植物的關係是多麼的密切，但毫無疑問的，如果植物突然從地球消失，我們應該只能夠存活數天之久；即使在最理想的狀況下，我們也無法繼續活著超過數個禮拜。

延伸閱讀

這個章節僅觸及目前所能取得的香氛歷史，及香氛物質相關的部分資訊，如果想要對此內容有更深入的了解，我在第 256 頁有寫下一些建議。

幾個世紀以來，當我們開始學會從植物中蒸餾出精油後，我們發現可以用不同的方式來使用從植物中淬煉出的揮發性物質。接著，就讓我們循著歷史脈絡來探索植物與精油。

芳香精油在史前時代的用途

目前已知最早將植物使用在儀式中的地區之一，為以色列某塊具有一萬三千年歷史之久的墓地。我們發現在這裡出土的墓穴中襯有許多的芳香植物，包含鼠尾草、薄荷以及其他似乎是因為具有大且色彩豐富的花朵而被選進來的陪葬植物。

透過觀察屍體的排列方式讓我們確信，這些古代的人類是經由宗教儀式所埋葬的，而在這儀式中，植物的香氣以及色彩在儀式中被充分地使

用，點綴整個儀式的過程。在自然界中沒有其他生物能夠製造花朵的甜美香氣，而且花朵的芬芳還能夠讓儀式參加者進入心醉神怡或是興高采烈的狀態，以增加他們的靈性能量。此外，植物那豐富的色彩也扮演著要角之一：在沉悶的冬天色調之後，春天以及夏日盛開的花朵姿態簡直就像是奇蹟一般，讓生命的活力以及原動力再度彩繪大地。

讓我們思考片刻！連在史前時代，開花植物也被認為是象徵生命復甦的合適人選。考古文獻中記錄著，只要將花朵襯在墓地的屍體旁似乎能夠確保這個人的靈魂在經歷冥界之旅後能夠成功地回到物質世界中。被芬芳護送回生命旅程，這是多麼可愛的想法啊！

至今，花兒的香氣啟發許多充滿朝氣、富含希望、革命性以及具備生命活力的思想，帶給我們好心情並且散播著希望。

你知道嗎？
我們在吸嗅的許多反應是一種反射行為，不需使用到較高的心智功能。

宗教用途

所有主要的宗教，包括基督教、伊斯蘭教和猶太教，還有像是佛教一樣的道德體系，都已經使用香氣很長一段時間，以提升人類在地球經

與植物互惠共生

吸嗅花朵是能夠讓人感到平靜放鬆的舉動，或是一種流經全身上下的快感，能夠讓人一再重複吸嗅這個舉動的感覺。而在我們吸嗅的同時，也能為花兒帶來好處：藉由散發出特殊的芬芳以幫助傳播花粉，當我們吸嗅這些花朵的同時，也正在幫助她們繁衍後代。你是否因為花朵的氣味能夠喚起喜悅而感到驚奇呢？或者因花朵香氣的暗示帶領，進入一段已準備好的性關係、刺激彼此情欲而感到驚奇呢？

古典希臘時期，許多不同社會階層的人民做重大決定時，都會參照德爾斐神諭。據說女祭司會吸入燃燒月桂樹的煙，改變她的神智狀態，成為神的發言人。有趣的是，最近的科學研究證實，這過程所使用的植物比較可能是夾竹桃，夾竹桃和其他植物一樣，在歷史上曾被歸類為「月桂樹」。

驗之外的意識狀態，並帶領我們進入無限的禪思。舉最早的例子來說，據信古代美索不達米亞寺廟整體都是由芳香樹木，像是絲柏所建造的，除此之外，所羅門的寺廟也有許多由大西洋雪松雕刻製成的門。

時至今日，印度、中國和日本的佛教徒都會在祭壇上焚香，他們相信這冉冉煙霧將會帶著他們的禱告和虔誠之心升起。相同的概念也在猶太教徒焚燒供品的儀禮中被發現。隨著時間推移，使用芳香植物做為供品越來越常見，取代了原本猶太教焚燒肉類的習慣。

基督教

基督教和芬芳的乳香、沒藥形影不離地連結著。乳香和沒藥為耶穌誕生時三賢者所帶來的三樣珍貴獻禮其中二樣，而第三樣禮物據說其實不是「黃金」而是當時最昂貴且最珍貴的芳香物質之一——龍涎香。

植物的芬芳，在許多基督教流派中以「香」為存在形式廣泛使用著，尤其是在天主教會以及聖公會等教會的贖罪日中。我最近在西敏寺的靈修日中經歷了一段的美妙體驗，巨大教堂，有被牆壁被飄香數世紀的燭煙及焚香渲黑的牆壁，兩個黃金香爐中冉冉的煙霧升起，香氛的慵懶波動緩慢地朝著天花板盤旋而上。

從受洗儀式到驅魔儀式，敷油禮出現在許多的場合中。聖化聖油，是在這些儀式中所使用的

香氛念珠

將弔唁的鮮花製作成念珠，是天主教一直流傳到現在令人喜愛的傳統習俗。我們將花朵的香氣鎖在念珠中，而當祈願者祈禱時，花朵的香味便會在溫暖的手掌之間飄散出來。在這個非常重視終傅聖事和臨終祝禱的宗教中，這樣的傳統習俗再自然不過。

油的名字，通常以橄欖油為底再，再加入樹脂和巴爾撒末香製成。除了這些香料以外，聖油中還含有另一個關鍵成分：主教的恩典。唯一一次可能使用未聖化油的特殊情況，是在祝福彌留的教會信徒的臨終聖儀中，因為那時聖油還尚未被發現。

伊斯蘭教

伊斯蘭教的創教者，先知穆罕默德說：「每一位穆斯林都應該在禮拜五（伊斯蘭教的主麻日）沐浴並且穿著最好的衣服，若是他擁有香水，他應該噴灑香水在身上。」這個概念也創建了伊斯蘭教的習俗慣例。在我所參訪過位於土耳其、沙烏地阿拉伯、歐洲以及美國的所有清真寺裡都有著小淨（Wudu）用的水龍頭，用以引流小淨或是潔淨浸禮用的水源。

價格高昂的芬芳香氣

抹大拉的瑪麗亞將聖油塗抹在死而復生的耶穌的腳上時，香氛與耶穌再度緊緊相繫「瑪麗亞就拿著一斤極貴的真哪噠香膏、抹耶穌的腳、又用自己頭髮去擦，屋裡就充滿了膏的香氣。」（約翰福音 12：3）猶大指責抹大拉的瑪麗亞這鋪張浪費的行徑「這香膏為什麼不賣三百便士賙濟窮人呢？」（約翰福音 12:5）猶大的訓斥並不讓人感到震驚，換算成現今使用的貨幣單位，三百便士大約是美金三萬元上下啊！

帶有香氣之物總是極其昂貴，一部分是因為需要難以置信的大量勞力來收集這些物質，一部分是因為（特別在古時候）許多芳香植物的生長分布相當侷限所以這些物質通常是遠渡重洋運送過來的。一公斤（大約兩磅）的茉莉精油，目前相對昂貴的精油之一，現在的市場價格大約為五百美元。生產一公斤的茉莉精油我們需要超過一百萬朵的茉莉花朵，而這所有的花朵還必須在開花第一天的黎明之際經由人工摘採，同時必須在太陽照射傷害她們之前採收完成並且開始蒸餾程序。當我們考慮到以上種種因素，五百美元似乎是相當合理的價格！

小淨是伊斯蘭教中四項義務規範中的一項，許多清真寺也會讓寺內充盈著香氣，以洗滌祈禱者的心靈。我甚至曾經看過某些清真寺提供香水瓶讓參訪者在進入寺前可以先輕點些香水在身上。

讓我們追溯至西元六世紀以探討伊斯蘭教使用香水的文化。許多用作芳香製劑的植物原產於伊斯蘭教最早起源的地區，而人們已經持續耕作這些植物數千年之久，以確保有足夠的供應量。印度尼西亞擁有適合廣藿香以及伊蘭伊蘭生長的優質環境；在巴基斯坦，茉莉和雞蛋花能夠綻放出美麗的花朵；而土耳其是那些最富有異國情調、最誘人的玫瑰品種的家鄉。

因為穆斯林禁止以酒精為基底的香水，大部分穆斯林所使用的香水是正宗的阿塔爾精油。因為阿塔爾精油是依據正宗的祖傳方式所製成的，只含有植物分子和具療癒效果的精油，所以它們實際上還能夠作為藥物使用。有一種香味，稱作沉香（oud），謠傳具有魔法般的轉化力量而且在許多伊斯蘭國家以香及香水的形式廣泛使用著。沉香是從沉香木中蒸餾出來的物質，但只能使用被黴菌侵蝕之後的沉香木，因為被黴菌侵蝕之後，沉香木會從白色無香味的物質轉化成黑色富含香味的木頭。

你知道嗎？

乳香（frankincense or olibanum）原文源自於阿拉伯文 al-lubān，遍布在沙漠地區。游牧生活的貝多因人會割開其樹皮，促進具有保護和治療成分的乳香樹脂分泌。

香氣與記憶

我生長於穆罕默德的家鄉以及伊斯蘭教的誕生地——沙烏地阿拉伯。這樣的背景深深影響我對香氣的喜愛。我走在露天市場中，被一大堆的乳香和沒藥樹脂，這「上帝的眼淚」所圍繞，它們那令人陶醉的香味因為強烈的熱浪而釋放到空氣中，這是我所記得的最早的回憶之一。

還有一段讓我很珍惜的回憶。我父親的職業是外交官，有一天，家族中所有的成員都被邀請到石油部長，謝赫 · 亞瑪尼的家中作客。在到達他華麗的大宅邸之前，我們必須開車經過位於塔伊夫的蜿蜒小山丘。當我們終於進到部長家的時候，宅邸裡的人準備了一個正在焚燒著樹脂的香爐以清淨我們舟車勞頓的疲憊身軀。因為大部分沙烏地阿拉伯人會穿著下擺寬鬆的長袍，所以我們被指引站在盤旋向上的煙霧旁邊一到兩秒鐘，讓香氣能夠縈繞我們全身。

社交及醫療用途

當然，香氛的應用並非只侷限在宗教和儀式用途。時至今日，香氛被應用在社交互動的所有層面上，就連傳統醫學也會在醫院使用香氛以達到穩定情緒的效果。這樣的作法並非新鮮事，就讓我們遵循著歷史軌跡，探索世界各地對於如何使用植物以及香氛的悠長傳統。

上古埃及

在古埃及時代，氣味被認為是太陽神，拉（Ra），的分泌物。香氛被運用在生活中的所有層面上，而這些香氛的內容在儀式用途、醫療用途以及社交用途上並沒有太大的差別。一樣的芳香藥草和精油配方可能會使用在驅邪和治療消化道不適兩種完全不同的情況中。

有一個特別的配方被使用在各式各樣的疾病當中，其在埃及語稱作kap-t，後來被希臘拉丁文化，稱為 Kyphi（姬菲）。埃及人調配過很多不同的配方，而 Kyphi 應該是其中最有名的，許多文獻都記載著這個配方和其衍生出的不同變化形式。Kyphi 通常由各式各樣的芳香植物製成，包括桂皮、肉桂、乳香脂、薄荷、杜松漿果、荳蔻以及穗甘松。這些香味濃郁的植物有許多部份具有強力的殺菌抗病毒功效，因此他們的藥用效果非凡。

在埃及有一個很有趣的習俗（如果就現代人的眼光來看，可能有點怪異）—— 錐形香，在古埃及文以及古埃及壁畫中都可以看見關於錐形香的使用記載。錐形香由充滿著芳香植物分子的蠟塑形而成。錐形香會被裝戴在頭上並且隨著炎烈的尼羅河谷所產生的熱氣慢慢融化，讓香氣四溢的精油漸漸地滴落在頭上與身體上。

錐形香主要是做為高級娼妓的裝飾，所以它有可能是為了要刺激性慾而創作出來的，但更可能的原因是為了要遮蓋住身體所散發出的味道。此外，其潤滑的特性也可以幫助對抗暴露在烈陽下所造成的皮膚乾燥，並且具治療效果的精油可以幫助修復皮膚。

> **你知道嗎？**
>
> 香氣對於古埃及人的重要性從他們會奉祀香氣的女神，奈菲圖姆（Nefertem）可見一斑。

古羅馬時代

古羅馬時代因精油療法而著名，特別是和他們在各殖民地所建造的大浴場有很深的連結。在這些稱為未開化之地引進公共浴場，可能是當時羅馬帝國對西方社會的發展中最偉大的貢獻（或許僅次於羅馬道路）。

典型而言，羅馬人使用橄欖油清潔皮膚上的髒汙。橄欖油大量地被用來搓揉身體，然後使用刮身板（扁平的木製短槳）刮掉橄欖油，接著，他們才可以盡情地享受泡澡。在泡完澡之後，通常會用更多帶著芳香植物氣味的橄欖油好好地按摩身體。

羅馬帝國衰敗的最後幾年流傳著一個故事，這或許是目前使用芳香物質的記錄中最顯擺的了。尼祿大帝是玫瑰的狂熱粉絲，他經常同時使用玫瑰花瓣和玫瑰水在他私人的派對上以增添香氣（憑心而

> **名字背後的故事**
>
> 西洋蓍草（Achillea millefolium），拉丁學名的第一部分來自老普林尼敘述的希臘神話：「阿基里斯」（Achilles）與半人馬凱隆一起發現了可以治療傷口的植物，這個植物後來就當作是阿基里斯所發現的，稱作「achilleos」。有人說，這個植物也治癒了忒勒福斯（Telephus）的傷勢」。

論，雖然使用的量少了許多，他也頒布過將玫瑰香氣使用在公眾場所的命令）。光只是為了能夠將玫瑰水噴灑在客人身上，他就在他的宅邸中裝置了特別的銀製水管。還有一個讓人相當驚恐的傳言——他曾經在客人身上撒上太多玫瑰花瓣，導致其中一位客人窒息而死。

　　勞倫斯・阿爾瑪——塔德瑪爵士的畫作《赫利泊洛斯的玫瑰》（一八八八）描繪了類似的場景並且傳達出了尼祿過度使用花朵的概念。

中國

　　古代中國與自然界深深地連結著。從醫學到藝術，大自然已然成為中國人生活各個領域的主要靈感來源。孔子使用蘭花的香氣作為純潔的象徵，蘭花體現出所有人都應該極力去達到的美德，「與善人居，如入芝蘭之室，久而不聞其香，及與之化矣。與不善人居，如入鮑魚之肆，久而不聞其臭，亦與之化矣。」

　　在中國古代，香氣是他們每天生活中的一

鑑古知今

在這本書中提到的許多精油用途，和《神農本草經》中所紀錄的草藥處方適應症毫無二致。舉例來說，洋甘菊在當時以及現在都被認為可以緩解頭痛。

根據草藥的「性質」開立處方

　　當我還在學中醫的時候，我非常喜歡學習如何根據草藥的「性質」開立處方籤，「性質」這詞包含了草藥所提供的不同層面的藥性。我們可以根據草藥的香氣或是辛辣味得知它們對身體有何種療效。

　　這樣的想法當然不只侷限在傳統中醫上，但我研讀了西方草藥學的概念 35 年之久，可以確信中醫所描述的「性質」比起西方草藥學還要更詳細、更豐富。草藥學的基礎理論建立在本書所提及的一些概念以及伊本・西那（見第 19 頁）所設計出的系統架構上，這些和植物性質相關的內容大部分都撰寫在後面的章節「64 種實用精油」中（第 55 ～ 86 頁）。

大部分。扇子，在當時大部分都是由貴族階級所持有，通常都是由檀香木所製成，因此每一次搧動扇子時都會有香氣散布到空氣當中。中國唐朝四大藝術之一的書法，使用了具有香味的墨汁以及混有芳香植物分子的宣紙。佛像由香味四溢的樟木雕刻而成，兼具有室內擴香以及驅蟲的功能。

慈禧太后，又稱龍太后，具有典型麻雀變鳳凰的一生。她雖以小妾的身分進入紫禁城，但她的影響力急遽上升並且執掌了政權。眾所皆知，她也完全地沉浸在香氛的魅力之中，她規律地使用由各式各樣的花朵所製成的精油，譬如玫瑰以及忍冬。這樣的嗜好甚至在官方文件上也有紀錄，確證了慈禧太后對於精油念茲在茲的事實。

並非只有慈禧太后獨鍾香氛氣味，中國古代文獻中有和蒸餾神酒及花朵相關的敘述，為了讓身上飄溢花朵的香氣，他們會蒸餾孔子最愛的蓮花，以及菊花和百合等。

有個關於在古代中國使用植物作治療的有趣資料，《山海經》，它被持續編寫了數千年之久（現今我們所知的「最後」版本來自漢朝）。雖然這本書的主要內容是怪誕神話，但作者們描述了許多經常作為治療用途的芳香植物，包括如何使用植物製成膏藥以治療皮膚問題。

《神農本草經》，於一五〇〇年前編纂完成，涵蓋三百六十五種中草藥以及其他藥用物質。在某些案例中，作者直接提到草藥的氣味以及它對身體的效用；裡面總共有超過二千則透過草藥的氣味談論草藥的敘述。

波斯

許多從芳香植物萃取的藥用材料運送往歐洲的路途上都必須經過伊斯蘭國家，特別是在中世紀時。伊斯蘭國家一直以來都很鼓勵學術發展和學習研究，並且負責在歐洲掙扎著逃離（對許多人來說）暴力與野蠻

的行為和接踵而來的疾病浪潮時，例如說黑死病，將許多古典（希臘與羅馬）知識傳到西方國家。

波斯哲學家伊本 · 西那（Ibn Sina 或是阿維森納 Avicenna，它在西方國家時所使用的名字）的工作是保存古典哲學家（例如說，蓋倫）的知識，而且，難以置信的，他還大量增修不同領域的各式主題。當伊本 · 西那的書流傳到歐洲之後，它們從根本上重新架構了西方國家對於各種知識的理解，包括自然科學、哲學、詩歌、天文學、心理學、化學，當然還有──醫學。

他偉大的醫學著作《醫典》，數個世紀來以都被作為最經典的醫學教科書。裡面的章節包含了所有的範圍──藥學、整形美容、解剖學、臟器的功能以及疾病──並且，這本書也反映出在知識變得普及化的那個時代，依舊缺乏明確的專業訓練。他在敘述芳香植物的段落中使用溫度、性質以及程度的系統作分類，和當時（以及至今）在中國所使用的藥材分類系統相當類似。

歐洲中世紀

在伊本 · 西那誕生之前，歐洲並非完全沒有和草藥相關的傳統習俗。約於西元九百年誕生的盎格魯薩克遜鮑爾德醫典（Saxon Leech Book of Bald）的副本完整地保存至今日，暗示了在那個時代，這些醫療資訊被廣為流傳的事實。有趣的是，在這本書強調兩個作為治療方式的主要概念為──蒸氣以及藥草浴，因為即使是現代，這也仍是令人難以置信、極為有效的治療方式。在薩克遜醫典中生藥學的部分詳細記載了和原

鋪地用的啤酒花

啤酒花本身也是鋪地草藥之一，雖然有點出人意料，因為啤酒花具有鎮靜的效果。又或許是因為這些植物通常只在酒吧或是啤酒屋中作為釀造艾爾啤酒來使用！

產於當地的植物相關的特定性質。

西元十二世紀身為德國女修道院院長和密契者的希德嘉・馮・賓根相信，「百合花蕾的氣味以及花朵本身的氣味能夠振奮人心，讓一個人能夠正確地思考。」百合除了對情緒有所助益以外，它的葉子也被用來治療皮膚狀況，特別是用來對抗中毒造成的皮膚問題和燙傷，並且，百合的根還可以做為外用敷藥使用，讓皮膚保持年輕又健康。這些適應症正如同現代草藥醫學和芳香療法中的內容所述一般。

據說，在黑死病反覆爆發的那段期間，在歐洲大陸的調香師存活率比其他族群高上許多，這都要感謝他們經常暴露在充滿具有殺菌抗病毒效力的揮發性複合物的環境中。治療黑死病的醫師會戴上填充著芳香物質的鳥嘴狀面具，他們相信這些有療效的植物分泌物能夠抵抗引起瘟疫的毒氣。納薩尼爾・霍奇斯 (Nathaniel Hodges)，一位記錄下在黑死病大流行期間，其照顧病人經歷的醫師，以下是一段十分引人入勝的敘述：為了阻止感染持續蔓延，他帶著附有煤炭的保暖鍋具。他將鍋子點燃並將它們放置在入口處、窗戶前，以及，如果有足夠的空間一床底下。他將生石灰以及各式各樣的香料和草藥丟在煤炭上，製造具有滲透力的蒸汽，「以破壞瘟疫毒氣對人體帶來的效力」。

儘管事實上只有中世紀社會中最富有的階層能夠買得起價格昂貴的香水和芳香藥草，但每一戶人家，從皇宮到農奴的簡陋小屋，都會使用藥草鋪蓋地板。

表面上，這些植物是用來吸附每天生活中會出現的惡臭，像是尿液、嘔吐物以及掉落的食物。但無可避免地，有些人會選擇使用部分芳香植物，幫助掩蓋住在擁擠房間中沒有洗澡的奴隸身上散發出來的惡臭。另

一方面，如果當植物被壓碎時有散發出氣味，這植物很可能具有藥用性質，所以當居民開始進行日常活動，反覆地踩踏這些植物時，他們正有效地藉由植物所釋放的揮發性分子的療效，醫治他們的房子以及他們自己本身。

　　百里香，為較常被使用的藥草之一，因它能夠防止家中的害蟲而聞名。百里香以各式各樣的亞種遍布全球，而且可以輕易地取得。甜馬鬱蘭，冬季香薄荷以及薰衣草，它們全都具有殺菌抗病毒功效極高的揮發性物質，也經常被鋪設在地板上；薄荷和圓葉薄荷也是如此，可以為空氣增添清新薄荷香氣，並且同樣具有殺菌抗病毒功效。

　　和鋪設地板所用的相同植物株，也經常被種在門旁邊，所以當每次有人走進房子、與植物擦身而過時，就會讓植物釋放揮發性分子到空氣中，幫忙去除「瘟疫的毒氣」。

維多利亞時代

　　到了維多利亞時代，因為房屋建造技術的進步，已不再使用草本植物鋪設屋內（至少對中上級階層來說是如此；貧窮的人民仍然待在令人吃驚地髒亂環境之中）。除此之外，芳香製劑變得越來越個人化。仕女會隨身攜帶小花束，當碰到令人反感的氣味時就吸嗅這些花束。加入香氣到布製品中也成為普遍的現象，尤其是手套，經常被加上濃郁的芬芳香氣。（詳見側欄）

　　對維多利亞時代的服裝來說，從印度進口的披肩似乎無處不在。因為這些披肩是由絲綢以及羊毛絨所編織而成，完好的貨物有可能會在抵達歐洲的商店

薰香手套

如同它們在維多利亞時代的稱呼，製造「薰香手套」的藝術包含了使用植物油或是其他的脂肪（通常是豬油）按摩皮革，使用不同種類的芳香植物增添香氣，像是丁香、玫瑰、紫羅蘭、橙花以及歐白芷根，而來自動物的芳香原料則有龍涎香和麝香等。

之前就被害蟲破壞。廣藿香的香味因可以驅除害蟲而聞名，所以為了對抗蟲害，織布工會使用廣藿香的葉子將這些披肩捆起來。又因為如此，廣藿香在英國變得非常有名，並使得廣藿香精油的銷量水漲船高。

美洲原住民

　　若是沒有提及美洲原住民的流汗小屋，這段簡史就不夠完整了。雖然一開始被認為主要是作為紀念用途，事實上，流汗小屋總是設置在能夠讓身心靈所有層面都被深度療癒的地方：心智、情緒、靈性以及身體。高溫透過皮膚促進身體清理雜質，同時也讓參加者在與灼熱到難以呼吸的空氣奮戰時，能夠挑戰並面對他們的極限和先入為主的觀念。

　　傳統上會在小屋裡面使用不同的藥草。鼠尾草經常在儀式的開始和結尾時被使用，雪松的針葉可能會在儀式其間直接用火焚燒使用。鼠尾草可以淨化身心靈所有層面，而雪松能提供靈性以及情緒上的支持。雪松也能夠堅定人的意志，進一步幫助參加者忍受從這些經驗而來的挑戰。

持續學習

　　當然，還有許多的內容可以加進這段簡史中，完整的五大洲芳香歷史在這裡被省略了部分。例如，澳洲原住民所擁有的豐富草藥使用史，許多在這本書介紹的精油（茶樹、尤加利），其植物也原產於澳洲本地。儘管如此，我還是希望這段歷史介紹會激發你的好奇心！如果你計畫規律地使用精油，我鼓勵你在所有層面上，盡你所能地學習關於精油的知識。

擴香的種類

從整個歷史脈絡來看，人們是如何發現在自己身上以及環境中增加香氣，會變得非常有創造力？我想，讓我們先來回顧與髮油和油膏有關的逸聞，長久以來，髮油以及油膏已成為我們生活中不可或缺的一份子，看來，人們似乎很喜歡讓空氣中滿溢著香氣。人們創造出琳瑯滿目的方式以獲取香氣分子，讓他們四周可以隨時充盈著曼妙芬芳。其中也包含著許多種類的精油擴香用具。

被動式擴香

被動式擴香使用能夠吸附或容納精油的物品，並且，這些物品能夠透過精油自有的揮發性，將精油的香氣擴散到空氣當中。不論是商店現成產品，或是 DIY 製作的被動式擴香用具，它們大部分製成技術門檻低而且非常便宜。

吊飾
如果你打算在小孩子會看到的地方掛上羊毛氈掛飾時，務必確認將掛飾掛在他們碰不到的高度。雖然大部分的精油分子會蒸發掉，但還是會有殘餘的精油留在羊毛氈墊中，當孩子不小心碰到這些掛飾時，殘餘的精油可能會造成他們的皮膚和眼睛發癢。

吸水性羊毛氈掛飾

羊毛氈掛飾是一個可以讓你在任何你喜歡的地方擴香的極佳方式。當你看到「吸水性羊毛氈掛飾」這個名詞，衝擊你腦袋中的第一個畫面極有可能是經常會掛在車子後照鏡上的松樹形狀掛飾。雖然概念基本上是相同的，但那些車內掛飾的氣味成分通常是合成精油，對健康幾乎沒

有助益，特別是對化學物質敏感的族群而言，更是雪上加霜。

你可以使用純正的精油製作你自己的羊毛氈掛飾，來掛在你的家和車中，而且你還可以創作出任何自己想要的形狀！羊毛氈掛飾可以充滿趣味，並能夠量身打造屬於你自己的擴香方式。你可以從材料行購買堅實、可吸水的類羊毛氈紙，或者是使用真的羊毛氈。接著剪出你要的形狀（使用模板可以幫助你完成複雜的設計），然後在頂部打一個洞供穿線使用。使用時，務必將掛飾水平置放，確認不會晃動之後再滴入精油，當精油完全吸收到羊毛氈之後就可以將掛飾作懸吊使用。

只要香味還持續，你就可以不斷重複使用羊毛氈掛飾。我發現它們可以使用大約三個月的時間才需要替換。剩餘的精油最終將會氧化，氧化的精油也不再具有療效。事實上，氧化的精油可能會在一小部分的人身上造成過敏現象。如果你開始注意到羊毛氈墊聞起來「變質」了，表示味道已和你所使用的精油有所不同，就將掛飾扔掉並製作一個新的吧！

陶瓦圓盤

陶瓦圓盤應該是我最喜愛的被動式擴香方式。這些小小的圓盤通常在某一面會上釉，另一面則不上釉。我們可以將上釉的一面向下放置在任何的表面，但最好是在溫暖的地方，像是充滿陽光的窗台邊。上釉的一面將會保護放置處的表面，所以它們可以被用在許多不同的場所。如果你非常擔心它會染色到其他物品上，你可以將圓盤放置在小碟子上使用（我曾經看過完全沒有上釉的陶瓦圓盤，如果你選擇使用這種圓盤，精油可能會滲出圓盤，因此，事先保護圓盤放置處的表面是很重要的）。

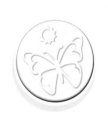

因為沒有上釉的陶瓦圓盤具有很多的小孔洞，很容易就能夠吸附 1 ～ 2 滴的單方或複方精油。周圍環境的溫度會慢

慢地讓香氣隨著時間擴散到空氣當中。我發現當我以為所有的精油都使用完之後，圓盤甚至還會再自動釋放一陣香氣，這是多麼甜蜜的驚喜啊！

化妝棉與棉球

不論何時何地，當我們想要擴香精油時，使用化妝棉和棉球是相當快速且簡便的方法。因為用來卸掉化妝品的化妝棉表面十分平坦，所以能夠成為神奇的精油儲存處，而棉球則能夠在表面輕鬆滾動。化妝棉的另外一個優點是，可以藉由對折滴上精油的化妝棉，讓精油的香氣與效果持續更久。如果你想要在一整天擴香許多不同的香味，或是想要在房間、工作場所的不同區域擴香，可以買一包化妝棉方便使用。

當你想要擴香角落或是其它很小的區域時，便利的棉球可以直接塞入這些地方。舉例來說，如果你想要擴香精油以幫助睡眠，可以滴一滴睡眠輔助配方（第 106 ～ 107 頁）到棉球上，將它塞入枕頭套的角落處。有計畫地放置好棉球，確保當你躺在枕頭上時，眼睛不會太靠近棉球。如果你用的精油容易讓布料染色，那使用舊的枕頭套會是不錯的點子。

事實上，因為沒有東西可以擋住從棉花滲漏出的精油並預防精油染到底下的區域，所以每一次使用化妝棉或是棉球的時候，保護好放置處的表面是非常重要的事。

你可以在化妝棉或是棉球下面放一個小塑膠袋，然後當沒有使用時，用塑膠袋儲存化妝棉或棉球。請記住，化妝棉和棉球確實非常適合單次或是短期使用。不過最好還是每一次都使用新

車內香氛

你也可以使用陶瓦圓盤在車子裡面擴香。使用汽車百貨賣的那種，固定在儀錶板上的止滑墊，以防止陶瓦圓盤掉下來。使用完畢後務必將圓盤放在太陽曬不到的地方，尤其當你位於熱帶地區時。如果你將它放在太陽底下，會讓殘留在圓盤裡的精油迅速氧化。

棉花棒

有些芳療師會使用棉花棒擴香精油，滴 1 滴單方或是複方精油到棉花棒的某一端，然後將另一端放在像是玻璃器皿，或是陶土這樣的支撐物上。

的化妝棉及棉球！

　　在準備好精油化妝棉或棉球之後，請避免用手碰觸敏感的組織，像是眼睛，最好在準備好後立刻清洗你的雙手。並且，理所當然地，在你使用完之後要將這些棉花清理乾淨。

DIY 網袋香氛包

　　加入少量精油到棉球或化妝棉，或是一小片羊毛氈上，然後將它們放進小網袋中。（我好像曾經將褲襪腳趾頭的部分剪下來，然後為了一樣的目的使用這些被剪下來的部分。）你可以將加入雪松精油的網袋吊掛在衣櫥裡面，就能夠不依賴樟腦丸驅除衣服蛀蟲；或者是將加入檸檬精油的網袋吊在水槽下的櫃子裡以祛除霉味。閣樓、地下室以及浴室都可以使用具有淨化效果以及清新氣味的精油，以這樣的方式擴香。雖然相似的商品也可以在市面上買的到，不過 DIY 版本的效果真的相當好呢！

藤條香薰

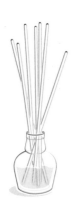

　　你可能有在商店中見過插著藤條的擴香瓶陳列販售，但十分不幸地，這些擴香瓶通常含有氣味濃烈的合成香精。不過，只要使用精油加點巧思，我們也可以自製沒有香精的藤條擴香瓶：將想要使用的精油滴入到少量的水中，再將上述的混合溶液倒進花瓶中並插入藤條就完成了。因為大部分的精油是疏水性的，所以精油會相當快速地從水中遷移至藤條中。務必要經常更換花瓶中的水以保持怡人的氣味。

　　還有另一個有趣的 DIY 選項，將薰衣草或是其他芳

香植物的花莖晾乾，然後將它們放進手邊任何的小花瓶中以代替藤條。乾燥的花莖會將精油快速向上吸收並且將精油釋放到空氣中。我曾經使用香蜂草和迷迭香花莖成功地製作這個 DIY 香薰瓶呢！

加熱式擴香

這一類型的擴香器對於營造氣氛有著極佳的效果。事實上，當你想要創造出能夠消除憂慮以及悲傷的氛圍時，我會推薦它，它可以讓你的心平靜下來或是讓你不會繼續深陷在煩惱當中。因為熱會改變精油的化學結構，影響到精油身心靈平衡的療效，在治療用途上，這類型的擴香器並不是最佳的選擇。但如果你是想要讓環境變的不一樣，想要創造某種情緒感覺或是祛除難聞的氣味等，加熱型擴香器可能正是你所要的！

讓感情升溫

當想要使用精油促進性慾的時候（第 119 頁），燃燭式薰香台可能特別適合放在臥室，因為蠟燭柔和的燈光可以和精油的效果相輔相成。

燃燭式薰香台

這款備受喜愛的擴香器在許多商店都有販售。典型的設計下半部通常會是放置蠟燭的小洞，上半部是滴入精油的淺淺凹槽。一開始，通常會在上面的凹槽中加入水，以讓薰香台變成迷你的蒸汽製造機，同時達到增加濕度和擴香的效果，但事實上，蠟燭的熱度鮮少達到製造蒸氣的效果。

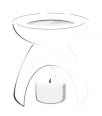

從迷人的鄉村風格到線條流暢的摩登風格，從時髦的迷幻風格到保守的古典風格，具有各式各樣的裝飾也是燃燭式薰香台的一大魅力。

融蠟擴香儀

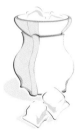

　　融蠟擴香儀的作用和燭台非常相似，但是它是使用石蠟而不是使用水作為精油的基底。擴香儀下半部會有個放置蠟燭或是燈泡的空間以加熱其上放置石蠟的小凹槽，它除了可以散發出迷人香味以外也能夠散發出溫暖的光芒。

　　市面上販售的石蠟稱作凝香膏，但如果可以的話，最好避免使用合成的石蠟，製作自己專屬的香氛蠟製品也相當簡單。在專用的罐子裡（或是放在隔水加熱的玻璃罐中）溶化大豆油，棕櫚油或是蜂蠟，然後將融化的蠟注入模具當中，譬如說，將杯子蛋糕紙杯放在瑪芬烤盤中作為模具使用。在蠟凝固之前，加入數滴單方或是複方精油並且用牙籤或是竹籤將它攪拌均勻。

　　請記住融化的蠟可能難以從擴香儀的凹槽上去除，所以，如果使用的精油味道差異很大可能會是個問題。

焚燒植物

　　人類焚燒植物以達到擴香的效果已經持續了幾千年，這個慣例在宗教或是靈性的環境下特別常見，而且通常會選擇能夠影響人的心智及情緒狀態的植物使用，讓人們能夠更容易敞開來接收來自上帝的訊息或是暗示。若想要知道更多和這個慣例相關的資訊，可以參考第 241 頁的訊息欄。

爐火擴香

　　將可耐熱的盤子放在燒柴爐（或是電熱暖爐）上，就是一個十分簡單的營造擴香環境的方式，不過這種方式的治療效果就相對比較少。它很適合使用在冬天，可以避免房子產生陳腐味或是霉味。你所需要的用

具就只有可以耐高溫的盤子或是碗、水，以及一到兩滴精油。注意！因為水會迅速蒸發，所以務必要隨時看顧它，並且在需要的時候重新裝滿水使用。

　　盤子一定會變得非常燙，所以當要從暖爐上將盤子拿下來的時候務必要謹慎小心。

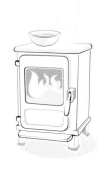

　　另一個選項是在瓦斯爐或是電磁爐上使用平底鍋或是水壺燒水。它的缺點是你必須一直開著爐火，如果你不是正好在下廚會蠻浪費能源的；另一方面，如果你正在下廚，精油的香氛可能會消失在料理的香氣中。當我要使用這個方法時，我會倒入 2.5 公分高的水在平底鍋裡，然後放在我才剛使用完的爐口上，利用殘熱來擴香。這個方法既不會浪費能源又能夠讓從平底鍋中飄散出來的甜美香氣幫忙清除料理的氣味。還有一點，因為爐火已經熄滅了，你也不需要時時刻刻看顧著爐口。

加入植物材料

如果你在擴香的同時將植物加入暖爐中，從暖爐四溢的香氣將會持續得更久，像是肉桂樹枝或是杜松漿果都可以搭配使用。

水導熱能驅動式擴香

　　許多精油屬於疏水性（害怕水的），代表它們會試圖逃離有水的環境。而熱能將會驅化這樣的情況，因為它會促進分子的活動，我們稱為揮發性。將精油和熱能及水結合在一起，是可以確保能讓精油順利揮發的驚人方式。

沐浴

　　我們可以使用許多的方式沐浴以促進健康，並可藉由直接將精油加入水中使用或是使用精油沐浴鹽得到更多對健康的益處，雖然聽到這個單

字我們通常會想到全身浴,但可還有其他不同種類的沐浴方式呢!——坐浴以及足浴——具有特定的治療用途,會在下文中說明。

對所有的沐浴方式來說,你應該使用溫水而不是熱水。最適合沐浴的溫度大概是 38℃(100 ℉)左右,水溫若是再高一些可能會影響血液流量,特別是對年長者來說。一般來說,直接從水龍頭流出的熱水大約是 42℃(114 ℉)。

全身浴

只要將全身浸泡到溫熱的水中,就能夠立即釋放所有層面的不同壓力:水的浮力能夠讓身體從負重的重擔下獲得釋放;溫水則舒緩你的痠痛和緊繃;還有斜躺的姿勢暗示你的身體現在是放鬆的時刻了。在一天的最後,全身浴是個讓人放鬆的絕佳

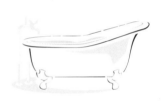

方式,特別是當壓力或是緊繃感影響到你的睡眠狀態時。另外,當你正在執行新的健身訓練時,噢!我也強力推薦在前幾天好好泡個全身浴。

先使用溫水,再使用冷水

雖然很困難,不論是在淋浴之後短暫沖洗一下或是使用冷毛巾簡單地擦拭身體,在任何溫水浴之後接著來點冷水是很重要的。這是因為溫水會讓血管擴張,進而讓血壓降低,但如果沐浴的時間很短是沒有關係的。如果你在用熱水沐浴後會感到昏昏沉沉的,這是因為持續地血管擴張,導致血液需要花比較久的時間到達頭部。最後使用冷水沐浴可以促進血管收縮並且讓血液流量回到健康的狀態。

• 坐浴

　　坐浴，採坐姿進行的沐浴方式，用以治療臀部以下部位的不適狀況。坐浴通常在生產前後的期間，以及減緩痔瘡疼痛等狀況下會使用。

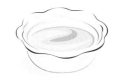

　　雖然市面上有販售坐浴專用的浴盆，但任何較大的臉盆都可以作為坐浴使用。因為當你坐下時，你的身體會取代原本水所據有的空間，所以務必在使用之前將坐浴盆放在浴缸裡面。

• 足浴

　　除了可以經常用足浴治療我們的腳之外，在某些案例中也顯示浸浴雙腳確實能對身體其他部位的不適有所幫助。舉例來說，當你浸泡你的腳在加有暖性精油（例如薑精油）的溫熱水中，會促進血管擴張以舒緩頭部血管充血所引發的頭痛。此外，精油會從熱水揮發到空氣中，所以隨著我們的吸吐，精油也透過我們的嗅覺系統提高整體療癒的功效。

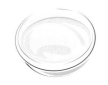

　　足浴擴香和其他的擴香方式比起來，香氣發散的位置和鼻子相距較遠，因此我們可以使用具有馥郁香氣的精油；當精油的揮發分子從浴盆中徐徐上升到我們的頭部，它們的氣味會變得緩和。譬如說，百里香精油，有助於治療呼吸道感染但卻有著會讓某些人厭惡的強烈氣味。百里香精油在足浴中會先部分揮發，因此可以緩和它重擊在你的鼻子上的力道，降低你對它的厭惡感。

促進療效

為了增加足浴舒緩頭痛的效果，加入一滴薄荷精油讓水變得清涼，並將它做成精油敷包敷在你的後頸部。因為溫暖的足浴可以促進血管擴張，而冷敷具有相反的作用——血管收縮。讓頭部周圍的血管收縮並且讓腳部的血管擴張，可以產生幫助降低頭部壓力的幫浦效果。

• 精油浴

更好的結合方式

將精油加入乳化劑當中，例如，卵磷脂，可以幫助精油完全地溶於水中。

加入一到兩滴單方或是複方精油到浴缸當中是非常有效的擴香方式，特別是使用具有濃烈香氣的精油時，像是薰衣草或是柑橘類精油。

當你準備泡全身浴時，務必在進入浴缸之後才加入單方精油或是複方精油，因為疏水性的精油會試著「逃開」水面，在水的表面立刻擴散開來。一旦他們散開來，這些精油會更快速地揮發掉。如果你已經進入浴缸裡，你將可以有更多的時間享受精油所帶來的效果。

還有另一個讓我強調進入浴缸之後再滴入精油的重要理由是，有一些疏水性較弱的精油會聚集在一起而不是散開在水中。當我們坐進浴缸時，最先接觸到水的某些身體組織正是我們身上最敏感的部分。所以如果像肉桂一樣腐蝕性較強的精油在水中聚集成一片，而你剛好坐進這片精油中，可能會讓你感到極度的不舒服。

另一方面，坐浴反而是要在坐入浴盆前加入精油。不管是哪種疼痛讓你興起想要使用坐浴的渴望，只要精油已經確實均勻分布在水中，直接接觸稀釋過的精油可以幫助你紓解疼痛。

● 使用沐浴鹽

如果你希望精油的香氣能夠在全身浴或足浴時持續久一點的話，那就將精油加入鹽裡面吧！你可以使用氯化鈉鹽（例如猶太鹽及粗海鹽）或是硫酸鹽，其比較為人所知的名稱為瀉鹽。因為鹽巴讓精油的芳香分子的擴散變得緩慢，加上溫熱水能夠幫助芳香分子充分散布在浴缸及足浴盆中所有的區域內，這兩大機制讓精油、鹽巴與泡澡使用的溫熱水譜出美妙的協奏曲。

如果你想要藉由泡澡消除疼痛，像是肌肉痠痛、關節炎或是經痛，因為瀉鹽普遍被認為有紓解疼痛和放鬆肌肉的效果，所以比起氯化鈉鹽，瀉鹽會是更好的選擇。你還可以加入同樣具有舒緩肌肉功效的精油讓效果更加提升，像是薄荷或是尤加利葉。

要製作沐浴鹽，只要在杯子中加入一小撮手掌大的鹽，滴入一滴你最喜愛的單方精油或是複方精油，接著溫柔地攪拌或是搖晃內容物。當你準備好舒適的泡澡環境之後，就可以將這些精油鹽倒入好好享受。而根據「精油浴」這個段落中所述的理由，務必在你進入浴缸之後才加入這些富含精油的鹽巴，以讓它發揮最大的功效。

沐浴鹽的益處

沐浴鹽能改變水的礦物成分，增加浮力並且可以幫助軟化肌膚。你可以藉由加入其他的原料到浴缸中，像是新鮮的藥草或山羊乳，以促進沐浴鹽的療效。（傳說埃及豔后會用驢奶沐浴！）

溫熱蒸氣

當你在任何時候將精油加入溫暖的（不是熱的）水蒸氣當中，你就正在擴香精油，而且你會因為它的效果而受益。我們可以用各式各樣的方式製造蒸氣，傳統的方式以及充滿創意的方式。雖然商業用的蒸汽機

和加濕器能夠立刻就買的到而且相對平價，不過還是有許多低成本的方式可以製造蒸氣。

● 淋浴

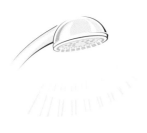

當你加入精油到沐浴海綿、毛巾、無香味的沐浴乳、肥皂、洗髮乳、潤絲精或是加進浴室磁磚縫隙中的水泥層中，實際上，你正在將你的淋浴間變成一個巨大的蒸汽室。溫暖及濕潤的空氣會幫助傳遞精油分子到你的皮膚上，然後它們可以輕易地從皮膚進到你的血液當中。此外，你同時也會吸入很大比例的精油揮發物質，透過你的嗅覺系統獲得精油帶來的益處。

你知道嗎？

沒有比沐浴擴香還要有效的呼吸系統治療方式，我們透過吸入溫暖的蒸氣獲得療效，但並不是所有的狀況都可以如法炮製，所以，務必要小心！

你有很多機會可以在淋浴時使用精油，將使用精油變成你的日常慣例並且在每天早上都使用「清醒」精油配方（第 114 頁）開始你的一天；你可以透過使用能夠幫助釋放緊繃感的精油，像是薄荷或是薰衣草，來舒緩疼痛；你可以透過在溫暖芬芳的蒸汽中呼吸，打開呼吸道，緩解呼吸系統的問題；或是你可以使用在「皮膚健康」段落中（第 177~195 頁）列出的各種皮膚治療配方，改善紅疹、痘痘以及各種肌膚狀況。

創意十足的蒸汽擴香法

你可以讓你的蒸汽擴香方式充滿創意！我有一個朋友，他使用薰衣草純露在他的熨斗上，讓香氣輕輕地浸入衣物中。同理，你可以用一樣的方式使用你的整髮器—在造型之前，用搖晃均勻過的純露或是加入精油的水輕噴在你的頭髮上。

當你正在絞盡腦汁思考新穎的方式來使用蒸氣，請一定要記得，有些精油具有腐蝕性而且可能會損壞塑膠，將精油和塑膠製品一同使用時務必要留心注意，並且試著讓精油避開熨斗或是吹風機等裝置的塑膠部分。

• 蒸臉器

這個極其方便的商業用儀器讓你隨時隨地都可以使用蒸氣，藉由集中治療特定的部位來強化治療的效果。將精油擴香在準確的位置上既聰明又實惠，你可以治療你的臉部皮膚、你的鼻子、你的嘴巴，或是，一般來說，你的呼吸系統。如果你發現自己經常在處理位在這些區域的一個或是更多的健康問題，考慮購入一個蒸臉器可能物超所值。

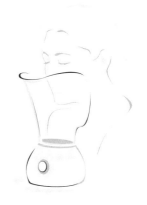

控制變數

市販蒸臉器的好處之一，是它們可以自動調節變數，像是溫度。這部分可能比較難使用自製蒸臉器控制的影響因子。

然而，如果只是偶爾會使用對臉用的蒸氣，製作自己的蒸臉器也相當簡單。你所需要的就只有一條毛巾和一個裝著溫熱水的碗（避免裝入熱水，因為其可能會製造出具有破壞效果的蒸氣）。一般而言，不論你是想要處理什麼樣的健康問題，加入一滴單方或是複方精油在中型的攪拌碗裡就夠了。

務必在使用蒸臉器的時候閉上雙眼，尤其是當你使用強烈刺激的精油，譬如說薄荷及百里香。眼部的細緻組織很容易因蒸氣和精油造成過敏發癢的狀況。（我必須說，我曾經特別為了治療眼睛過敏而使用純露蒸臉。香桃木、藍艾菊或是薰衣草純露都可以舒緩疼痛發癢的雙眼。）

• 蒸氣坐浴椅

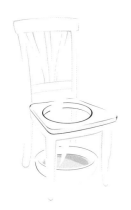

如果你遭受反覆發生的痔瘡或是陰道問題所苦。你可能會想要投資一張蒸氣坐浴椅／凳。這個設備看起來有點像馬桶座，但它下面有一個可以放置蒸氣用水盆的架子。將溫水以及精油加入水盆中，製造直接

治療患處的蒸氣。這個溫暖、濕潤的治療方式相當舒緩並可以幫助降低發炎反應，它也能降低微生物的量以減少患處的疼痛感。

如果你沒有蒸氣坐浴椅，可以坐在下面放有蒸氣碗的板凳上試試看。市面上通常可以買到浴室或是spa專用的板凳。

使用蒸氣坐浴椅時，將數滴單方或是複方精油加到蒸氣碗中的水裡，並且在上面坐至少15分鐘。用大毛巾或是床罩包覆你的下半身及椅子周圍以留住蒸氣。你可以在一個月內每天重複三次這樣的操作。如果你沒感覺到任何的療效，就不要再繼續使用了。

DIY 蒸氣坐浴椅

蒸氣坐浴椅可以輕鬆地在家製作。去二手傢俱店找一個舊的木頭椅，先在坐位處鑽出一個小洞讓你可以插入線鋸，接著用線鋸在坐椅中間鋸出一個更大的洞。請確保不要鋸掉太多以至於無法讓你舒適地坐著！你可以先瞄一眼馬桶的坐墊讓你知道邊緣要保留多少的空間。當鋸好洞口之後，在椅子底下放入裝著溫水的碗，並加入1滴你所選的精油配方，然後坐下來。用床罩或是大毛巾包住椅子周圍和你的下半身以讓蒸氣不要散失。

另一個選項是將馬桶坐墊和5加侖（20公升）的水桶安全地組合在一起，接著將臉盆放在水桶裡，然後坐在上面就可以了。

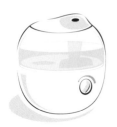

• 加濕器

無論如何，你都需要在你的家中使用加濕器的話，使用它在房間中擴香精油是非常好的做法。事實上，有些加濕器附有可以加入精油的特別設計，但因為放置精

油的空間很小，只能容納數滴精油，所以這些加濕器僅限個人使用。

　　你的房子會很乾燥嗎？可以加入一些像是洋甘菊或冷杉等保濕功效高的精油。如果乾燥的情況讓你難以入眠，你可以使用甜橙或是穗甘松。如果你有正在發作的呼吸道徵候，則可以試試看迷迭香或是松樹精油。

治療乾燥肌

加濕器真的對乾燥、龜裂的肌膚非常有幫助，此外，你可以藉由加入能夠促進血液循環的精油來增加它的效用，譬如說，胡蘿蔔籽精油。

插電式擴香儀

　　坦白地說，我並不是插電式擴香儀的愛好者，因為不論是風扇驅動或是使用發熱元件，對大部分精油而言，它們的擴香效果太短暫了。它們主要的優點是它們相當平價，但它們也耗損得很快。然而，它們可以用來擴香其他種類的擴香器無法處理的，較厚重、黏稠的精油。

風扇式擴香儀

　　跟霧化擴香儀一樣，風扇式擴香儀並不是使用熱源而是藉由讓空氣流動，加速揮發的原理達到擴香的效果；而不同於利用震動霧化精油的霧化擴香儀，風扇式擴香儀主要是透過電動風扇產生風，並讓這些風流過或流經吸附精油的棉片來達到擴香的效果。因為風扇式擴香儀使用棉片吸附精油，所以精油的黏稠度不會有所影響──不同於霧化擴香儀容易因黏稠的精油造成阻塞。因此，風扇式擴香儀很適合用於擴香不

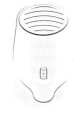

你知道嗎？

風扇式擴香儀有小型的，通常用在私人場域的種類；也有較大型的，可以擴香近1000平方英呎（93平方公尺）廣的種類。

太能使用在霧化擴香儀，像是岩蘭草或是沒藥等分子較重的精油。

因為空氣的循環流動效果太好，導致精油消耗很快是風扇式擴香儀的一大缺點。擴香的速度快慢主要是和所使用精油的揮發性有關─精油的分子越輕，其越快（消散於空氣中。舉例來說，若是用風扇式擴香儀擴香精緻的花朵香氣就顯得浪費。分子較重的精油最適合使用於此類擴香儀中。

插頭式擴香器

插頭式擴香器使用電力來產生熱能以擴香精油。使用這類擴香器時，最好一次不要超過 10 ～ 15 分鐘；如果使用超過這段時間，熱氣可能會開始讓精油變質。

• 家用插頭式擴香器

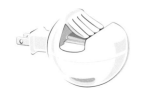

這個小小的電子設備在過去幾十年間變得相當普遍，大部分是因為，跟製造滿庭香的美國莊臣公司一樣規模的大型化學消費品製造商興起所致。不過有一個大問題是這些大品牌的補充液使用的是合成香料。眾所皆知，合成香料是環境荷爾蒙之一，它幾乎不會有任何療效，甚至可能和一些健康問題，特別是荷爾蒙失衡的狀況有關。（更多和合成香料有關的資訊請見第 5 頁）

清新空氣

在夏天使用 1 滴清涼的薄荷精油或是在冬天使用明亮的葡萄柚精油，都是讓空氣保持清新的好方法。

但值得感謝的是，還有另一種插頭式擴香器使用的是可附著精油的毛氈墊，而不是使用補充液，這一種擴香器可以讓你用精油取代合成香料。毛氈墊被固定在一個小帶子上，當插上電源之後這個小帶子會變得相當溫暖。雖然它沒有很熱，但仍有足夠的溫度讓精油的化學結構發生改變；使用時務必要設置計時器，因為我們很容易會忘記拔掉插頭，讓它在插座上待上太久的

時間。

因為插頭式擴香器使用起來很簡單,我還蠻喜歡的。毛氈墊被一個很寬的條狀物固定著,你不需要移動毛氈墊就可以加入精油,當你想要改變香味時,只要替換毛氈墊就可以了,而且它的替換過程也相當簡單。

為了讓診間維持清爽,我會在看診時病人交替的時候,使用插頭式擴香器大約 5 分鐘左右。因為我經常在療程中使用精油擴香做治療(我總是使用霧化型擴香儀,在第 40 頁有其說明),我會避免使用太濃烈的精油在插頭式擴香器中,因為它們可能會干擾後續的療程。

● 車用插頭式擴香器

車用插頭式擴香器和家用插頭式擴香器的作用原理完全相同,但它們設計成可以使用在車子的點煙器上。我推薦經常感到焦慮緊張的人在開車時要經常使用它們,它們真的可以幫助你降低一開車就煩躁生氣的傾向(雖然沒有精油可以處理造成這個現象的背後問題)。

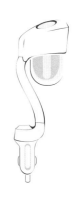

當花粉季節到來,試試看使用單方或是複方精油幫助你緩解過敏症狀,這樣一來,當你從一個地點移動到下一個地點時,就不會一直打噴嚏或被其它讓人分心的過敏反應所擾。

和家用插頭式擴香器一樣,不要持續使用這類產品太長的時間,否則擴香器所產生的熱能可能會造成精油變質。

電子式擴香裝置

電子式擴香裝置和其他選項比起來貴上許多,但它也提供了更好的治療效果。包括我在內的大部分芳療師,都認為它們是目前最好的擴香

方式。如果你要使用精油作治療，一定要考慮投資一台這裡所提到的儀器之一。它們的結構比較精細，而且可以使用比較長的時間——至少可以使用數年之久。

霧化擴香儀

毫無疑問地，霧化擴香儀利用氣壓或是超音波讓精油分解成微型的霧化水滴，它是最適合應用在治療用途的擴香方式。因為每一個水滴的重量都非常輕。這些微型水滴在空氣中懸浮的時間遠長於較大的水滴。正如你預期的，當精油在環境中停留越久，它們的效果就越久。因此，和其他種類的擴香方式比起來，霧化擴香儀不只效果更強，效率也更高。因為它們很有效，所以一不小心就會過度使用，所以最好和計時器搭配使用霧化擴香儀，通常擴香 10 ～ 15 分鐘就足夠了。

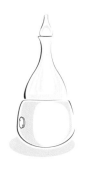

霧化擴香儀有空氣幫浦（像是使用在水族箱的幫浦），製造壓縮氣流從儀器的頂端產生蒸氣。就像是利用超音波所產生的薄霧，但它不像下述的超音波擴香儀需要使用水作為媒介；霧化擴香儀所產生的薄霧純粹就是精油本身。

霧化擴香儀的主要缺點是它沒有辦法處理黏稠的精油，黏稠的精油通常會造成擴香儀阻塞。如果你使用含有許多種精油的複方精油，而其中只有一滴是黏稠的精油，可能就沒有關係，但一般而言，最好完全避開較厚重的精油，否則可是有讓擴香器損毀的風險，這個代價可是非常昂貴呢！

細菌戰士

霧化擴香儀，能夠迅速地讓足夠的精油分布在房間中，有效地降低將近空氣中 70% 的細菌數量。因此，它們是使用在診所和診療室中的擴香器首選。使用它們在家中的病房，也具有能夠同時治療患者及照顧者的優點。

超音波擴香儀

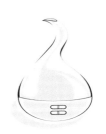

超音波擴香儀（也稱為冷霧擴香儀或是冷霧加濕器）
使用超音波將水和精油震盪分解成細小分子，讓空氣迴盪
著芳香的薄霧，這些薄霧大部分都圍繞在擴香儀的周圍。
它們可以使用在任何你可能會使用加濕器的場所。

除了看起來很涼快，這些霧也真的很冰涼，因為沒有
使用任何的熱源。超音波擴香儀很適合想要讓某個區域變得既涼爽又芬
芳（舉例來說，在炎炎夏日中的戶外座位區），儘管它們對溫度的影響力
並不太大。此外，它們可以增加空氣的濕度，所以它們更適合使用在濕
度非常低的氣候環境下。如果你居住在容易長黴菌的地方，讓環境的溼
度繼續增加可能就不是一個太好的點子。

> **注意事項**
>
> 有些超音波擴香儀不能使用柑橘類的精油，因為它們可能會損壞特定種
> 類的塑膠製品。如果使用柑橘類的精油對你來說十分重要，務必購買特別
> 保證可以使用柑橘類精油的超音波擴香儀。

隨身式擴香配件

不像擴香儀的設計是為了讓房間充滿香氣，隨身式擴香配件可以在
不影響環境和周圍的人的情況下使用。許多隨身式擴香配件相當輕巧，
很容易配戴或是放在口袋中，在你需要時可以馬上使用。有些配件是使
用被動式擴香的方式，代表你什麼都不用做它們就能夠散布香氣；而其
他的配件可能需要你移除蓋子或是快速地加壓以激發香氣。

香氛首飾

　　市面上販售著形形色色的精油項鍊和精油手鍊，它們共同的特色就是都具有放置毛氈墊（或是其他可吸收精油的物質）用的內嵌式裝置。你只要將 1 ～ 2 滴你想要使用的單方或複方精油，滴到毛氈墊上，然後將它塞入項鍊或是手鍊中專門置放毛氈墊的地方。當你在任何的情境下需要精油時，它們都能輕易地適應，因為只要你想要使用不同的香氣，你隨時都可以藉由更換裡面的毛氈墊達到目的。在交換香氣時，快速地用酒精用力擦拭這些首飾可以確保這些香氣保持純粹，避免香味交互影響。

　　如果你希望你的香氣使用的更久一點，有另一種附瓶塞的小瓶子組成的項鍊款式，可以在需要時才將瓶塞打開來擴香。它們通常工藝精美，由串著珠子的繩索將瓶子和項鍊連接起來。（如果你手藝精巧，你可以在家裡用銅線或是銀線自己製作。）請注意，當每一次你拔起瓶塞時，這類型的精油項鍊都有可能讓精油滴濺到衣服。

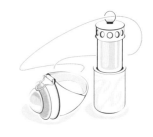

　　接著讓我們將注意力放到「藏毒戒指」上，這些戒指具有可以打開的小隔間，據說是為了攜帶能在敵人的飲料、食物中下毒用的少量毒藥。現今，我們可以在小隔間中置放加入精油的棉花或毛氈，取代配戴藏毒戒指讓他人生病的意圖。

骨董相片盒吊墜

我曾見過由相片盒吊墜製成的香氣項鍊，裡面置放的並不是相片，而是嵌在框架中的小毛氈墊。如果你喜歡骨董，可以留心這些經常能便宜買到的古老相片盒吊墜。

香氛小藥瓶

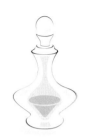

　　這或許是能讓你隨身攜帶和吸嗅精油最輕易的方式。只要在瓶子裡調配你想要使用的配方，然後將它們帶在你身邊。一打蘭（約 3.7 毫升）容量的瓶子是不錯的選擇，這個小瓶子通常可以放入大約 20 滴的精油。它的蓋子上通常都附有一個黑色小敷藥棒，如果你需要在棉球上加上一滴精油，這個敷藥棒會相當有幫助。

　　雖然這些是玻璃瓶，不過因為它們很小所以它們不太容易破掉！不過，為了安全起見，可以考慮用小布袋或是零錢包攜帶它們。我通常會將數個瓶子放在同一個袋子裡帶著。如果你決定這樣做，得確保你能夠區分每一種精油。我會在每一個小瓶子的底部點上一滴指甲油，或者是，用不同顏色的線在瓶身上，纏繞數圈然後將它們繫緊也很有用。（現在你只要記得哪一個顏色代表哪一種精油就可以了！）

寵物香氛項圈

　　現在市面上，有販售嵌有小型被動式擴香裝置的寵物項圈。以我個人的瞭解而言，它們是相當不合乎道德規範，並且可能十分危險的商品。狗狗和貓咪擁有極佳的嗅覺，牠們依賴嗅覺以在牠們的世界確定方向。精油可能會讓動物失去方向感，並且因為動物缺乏代謝精油分子所需的酵素，有些精油可能會造成動物的肝臟損傷。（請謹記在心，這些分子會迅速地從皮膚吸收進入血液中）

　　在 2011 年 6～7 月份的動物健康雜誌（Animal Wellness magazine）上刊載的一篇文章中，作者維姬瑞伊‧索恩（Vicky Rae Thorne）提供如何安全地使用精油在寵物上的合理建議。如果你決定讓動物佩戴這種項圈，務必先好好詳讀她給的建議。我只建議購買附有能夠保護寵物的安全裝置的商業用項圈！

　　想要知道更多如何在有養寵物的環境下安全地擴香，請見第 90 頁。

精油噴霧

　　精油噴霧的使用方法超級簡單而且相當平價！首先，因為玻璃屬於不會和精油起反應的惰性物質，我們最好是選購玻璃噴霧瓶。接著在噴霧瓶中加入大約三分之二滿的過濾水或是蒸餾水後，加入數滴單方或是複方精油。精油噴霧最好是在一個禮拜或是更短的時間內就使用完畢，所以我們只要製作少量的噴霧就可以了。

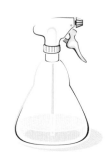

　　使用噴霧之前，要好好搖晃過瓶身。大部份的精油會浮在水面上，所以搖晃瓶子將暫時讓精油乳化在水中。如果你沒有在噴之前先搖晃過，噴霧中的精油含量會變得比較少，而最後幾次的噴霧反而會相當濃烈！

卵磷脂實驗

有些人喜歡加入一點點卵磷脂（一種天然的乳化劑）到噴霧瓶中，但我發現它不但沒有如預期般地作用，還在瓶子的底部結成團塊。但這不就是個實驗嘛！

　　此外，不要同時噴太多下，並且避免將噴霧噴入眼睛中；如果你所使用的是會讓皮膚發癢的精油，像是丁香或薄荷，也不要將噴霧直接噴在皮膚上。你可能也會想要避開特定的物質表面，譬如說塑膠或木頭，因為噴霧可能會殘留在表面上或是對表面造成損害。

　　最好是將噴霧向上噴入空氣中，然後讓它慢慢地沉降。而當你想要讓香氣固定在某個區域，你也可以將噴霧噴在棉球、面紙或是其他拋棄式的物品上。

嗅鹽

　　鹽巴是相當棒的精油吸附物質。當將精油加到鹽巴後，它們會被吸

收到鹽巴當中，減緩精油釋放的速度。不過，使用
正確的鹽巴種類非常重要。因為精油會使精製鹽結
塊，所以精製鹽的功效並不佳。猶太鹽或是粗海鹽
會是最佳的選擇，而喜馬拉雅岩鹽的效果也不錯。

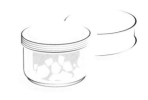

我們在家也可以輕易地製作嗅鹽，你所需要的
就只有放嗅鹽用的容器，因為有些精油（特別是柑
橘類以及常綠樹類的精油）會讓塑膠比預期中毀損
的要快，所以最好避免使用塑膠容器。小玻璃瓶或
是金屬的油膏盒是相當合適的大小及形狀。

理論上，你在容器中加入越多的鹽，擴香的時
間會持續越久。接著，加入數滴你所選擇的精油到
容器裡，蓋上蓋子，輕輕搖晃後就完成了。

你知道嗎？

不要試圖將精油加進喜
馬拉雅岩鹽燈中！就像
燃燭式薰香台一樣（見
第 27 頁），燈的溫度
會讓精油快速揮發。而
且，隨著時間經過，精
油會讓鹽晶分解。

無論何時，當你感覺需要一陣你所選擇的氣味時，只要打開蓋子然
後吸嗅就可以了。不要覺得你必須將你的鼻子放進盒子裡！事實上，較
好的方式是當香味散布出來後，在距離數公分處吸嗅它。使用後要盡快
將蓋子蓋緊以延長嗅鹽的有效時間。

嗅鹽的限制是它們的香味是固定的，除非原本的精油是新配方的一
部分，否則它們無法加入其他的精油配方再利用。當我使用完嗅鹽後，
我喜歡將用過的鹽巴倒入浴池中（見第 29 頁）。因為就連那些無法在容
器中被感知到的細微香氣，也能藉由水的熱度讓香氣再度釋放。

注意事項

這個段落的內容和醫療用的嗅鹽無關，醫用嗅鹽事實上不是鹽類（氯化
鈉），它們是會釋放氨氣的化學合成物，會對人造成一種生理反應─加劇
讓氧氣進到大腦中的呼吸運動。醫療用嗅鹽是為了讓昏迷的人甦醒用的，
千萬不要將它和芳療用的嗅鹽搞混了。

聞香棒

　　零售市場中最代表性的聞香棒產品（也被稱做鼻吸棒
或是精油嗅吸棒）莫過於英國歐比斯（Olbas）鼻塞吸入
劑以及澳洲維克斯（Vicks）鼻塞吸入劑。它們由可以置
入緻密棉芯的塑膠管子組成。將精油滴入棉芯之中，然後
藉由塑膠管上特別設計的通氣洞讓人可以直接吸入香氣。
這個管子的旋緊裝置設計在底部，用來固定外層的塑膠蓋
以防止香味散失得太快。

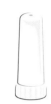

　　聞香棒在目前非常流行，而且很輕易就能找到 DIY 用的組件（見第
256 頁，資源分享）。我發現將它們用在處理呼吸系統失衡（例如說，鼻
竇阻塞）的狀況是最好的使用方式，因為它們能夠直接將精油導向需要精
油的地方。

　　如果要說聞香棒有什麼缺點，我得老實說，它們大部分是由塑膠製
成，而且，無可避免地，因為精油會讓塑膠結構受損，所以它們被認為
是「拋棄式」產品。現在也有更合適的鋁製和玻璃製的版本，但它們通常
會比較貴。另一方面，玻璃具有易於清潔的優點，因此不太會有氣味殘
留的問題，代表它們可以不斷地使用不同的香氣。長遠來看，能夠重複
使用的聞香棒比起拋棄式的聞香棒可能便宜許多。

隨身式霧化擴香器

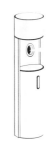

　　現在很容易就找到電池供電型隨身式霧化擴香器，其大小大約跟一疊卡片差不多大或甚至更小。這個具有可置入水及精油的小型儲藏槽的手持式裝置，只要我們打開開關就可以馬上聞到香氣，而且只需要其他隨身式擴香裝置（譬如說：聞香棒）的一半時間就能達到相同的功效。

　　如果妥當地使用隨身式霧化擴香器，其處理呼吸系統失衡的效果會驚人地好。當你第一次使用這個裝置時，最好是在一小段距離下吸嗅精油配方。

　　它們也確實有一些缺點—因為有裝載電池，所以其重量會比較重，電池的壽命也相對短暫，還有，需要隨時在儲藏槽加滿水以避免擴香器空轉。

　　這類小型儀器的品質可能會有很大的落差，所以務必在購買之前好好比較挑選。

你知道嗎？
定期完整地清潔你的隨身式霧化擴香器非常重要。而且，務必要讓擴香儀完全乾燥才可以儲放。

注意事項

　　霧化吸入器是一種可以讓藥物深入肺當中，使用於呼吸道疾病（氣喘或是慢性呼阻塞性肺病），和擴香器很類似的裝置。但不要使用你的霧化吸入器擴香精油！

精油汽化筆

　　受到電子煙的啟發，這個相對新穎的電子裝置特別設計成能夠讓人從嘴巴吸入精油。我們會先使用基底油（通常是椰子油）稀釋精油，接

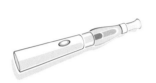

戒菸

因為精油汽化筆模仿了香煙的外型以及功能，它們可能不是已戒菸者和想要戒菸的人的最佳選擇，因為它們容易讓人重新連結到吸菸時手至口的這個習慣動作，而這個動作正是戒菸者需要斷除的連結之一。戒菸時，可能更適合以其他種類的擴香方式，並使用能夠同時改善肺部狀況和幫助降低抽菸衝動的精油。

著這個裝置會和緩地加熱精油以讓精油進入肺部。

直接將精油吸入肺部根本上並沒有什麼問題；事實上，許多人也使用其他種類的擴香方式完成一樣的目的—特別是經常使用在呼吸道治療的霧化擴香儀。但因為精油汽化筆才剛開始流通販售，我們仍在觀望它是否為一個實用的發明。

局部外用治療

當你開始閱讀書中「用精油擴香改善身心」的段落（第 95 ～ 218 頁），你會注意到方框中有關於局部外用治療的重複主題。你可能會想為什麼敘述精油擴香的書要提到局部外用治療呢？有一點很重要，就是精油的香氣分子有一大部分會揮發掉，這也是為什麼我們能夠察覺到其他人是否正在使用精油。方框中的內容是在告訴我們，如何將精油配方作為外用治療使用以增進擴香的效果。舉例來說，如果你正因喉嚨痛和咳嗽而煩擾，擴香適當的精油配方將會幫助你改善咳嗽的情況，若將一樣的配方（通常會使用基底油稀釋！）塗抹在喉嚨上，則能進一步幫助你舒緩喉嚨的疼痛不適。

皮膚問題的治療，是另一個擴香及外用治療能夠結合使用以達到最大療效的領域。比如說，在使用對淡化斑點效果絕佳的蒸氣擴香前後，我們可以將相同的精油配方塗抹在斑點上以促進療效。

我每一個外用治療的建議都會提供一個方向，讓你知道如何使用安全且合適的介質（像是非揮發性的油、蘆薈或是醋）結合精油使用，以確保這個精油配方能夠安全地被使用在身體組織上。

精油基礎入門

為了瞭解精油的「天性」，我花了很多很多年學習和實驗。而在這個篇章中，我將分享我所學到的部分知識與經驗。但如果你實際使用精油的經驗和我所介紹的作用方式不一樣，那麼你的經驗將推翻所有的理論。你使用精油後的反應正是你選擇精油和如何搭配精油的最佳準則。如果依照本書建議的方法選擇和使用精油也無法改善你某種不平衡的狀況，那就試試其他的精油或是其他的配方作為替代。

請記得一個重點——如果你無法真心地享受某種精油或是某個配方的香味，它的效果將會因而減弱。因為接觸到某種香味而產生的情緒反應會深深地在許多不同層面影響我們，所以未與自身產生共鳴的香味事實上可能反而會造成反效果。請試著回憶上次聞到某種對你而言相當難聞的氣味並且回想起你的反應。應該一點都沒有被療癒的感覺吧！如果你不喜歡這個配方，那就重新開始調配吧！本書中的配方特別只使用非常少量的精油做調配，因此你能夠在不浪費這些寶貴的治療聖物的狀況下做各種實驗。

選擇有機精油

只有經由有機認證的實驗室／蒸餾坊，並從有機栽種或合法的野生摘採植物中所萃取的新鮮、高品質的精油，才能夠使用在芳香療法中，亦即使用在處理身體或心靈失衡的狀況下。但如果你擴香的目的是要為空間增添香氣，偶爾使用未符合此嚴格標準的精油是沒有關係的，雖然使用符合標準的精油還是比較妥當。

如同其他強而有力的治療藥劑，精油也有可能被錯用並且因為不當的使用方式而對使用者造成傷害。在你與這些能夠改變你生命的美好夥伴踏上旅程之前，請務必要詳讀「安全地擴香精油」（第89頁）的內容。

　　而我所能夠給予的最重要建議就是——開心地使用精油，並且無時無刻都和他人分享愛！

芳香療法如何作用

　　在很大的程度上，芳香療法透過影響我們的心情或給予我們不同的感官感受來作用。這個轉變發生在神經內分泌系統，這個系統藉由改變荷爾蒙以及其他化學分子的血中濃度，不間斷地接收和傳送改變我們生理及心靈狀態的化學訊號。我們完全依據這個系統來進行身體內部的溝通，而且我們所有的生理功能幾乎都要依靠化學訊號來作用。荷爾蒙在訊息傳導的過程中，和其他像是礦物質、胺基酸這樣的影響因子一起，扮演著極其重要的角色。

　　精油分子究竟是如何以它們獨有的方式影響神經內分泌系統呢？從精油釋放出來的分子非常非常的小及輕，它們相當有活性。這些分子透過我們呼吸時所產生的輕微氣流變化，很容易就會被吸入我們的鼻腔當中。一旦這些分子進到我們的身體裡，它們會開始在許多的結構中遊走，而這些結構的設計也都提供給旅行中的精油一個完美的休憩空間。接著，這些分子會著陸在神經末梢的接受器上，讓訊息傳遞至嗅球。

　　接下來是真正有趣的部份——嗅球，是大腦的一部分，這代表來自身體外的物理性資訊進到了身體中並且直接和大腦作接觸。這是非常獨特的狀況，在大多時候，大腦並不喜歡被碰觸；但它很開心地，而且是即刻，就接受了芳香分子的邀請，將大部分的訊息傳達到腺體（腦下垂體以及下視丘）以及少部分到腦幹中。因為接下來發生的化學串聯反應是和腦幹（大腦最

你知道嗎？

荷爾蒙是身體裡最容易被精油分子影響的化學物質。比如說，佛手柑的味道，被發現會刺激大腦產生神經傳導物質—血清素以及多巴胺。

舊的部分）一同作用，所以在大部分的反應中，我們不須使用到較高的
心智功能，只要依靠反射就能夠讓我們聞到氣味。

如何製造精油

我們會從植物的不同部位萃取精油，舉例來說，我
們使用玫瑰的花瓣製造玫瑰精油，使用甜茴香的種子製
造甜茴香精油。還有些植物的不同部位會各自提供不同
的精油，例如，甜橙精油從柑橘果實的外皮而來，橙花
精油由柑橘花朵而來，而苦橙的綠色細枝及樹葉則製造
了苦橙葉精油。

另外，我們透過下述的各種方法從植物中萃取出精油：

蒸餾法

蒸餾法在世界各地興起的時間似乎是相同的。住在
亞歷山大港的希臘煉金術師非常努力地研究蒸發與凝結
的過程，並且將過程中所使用的器具傳到了將這個技術
保存下來的阿拉伯世界。

時至今日，蒸餾法是最常見的精油萃取方式。將植
物放置在位於蒸餾設備上層的蒸餾槽中，然後將下層裝
滿水，接著加熱下層的水以製造蒸氣。當壓力產生後，
蒸氣受力向上通過植物物質並溶解出精油。水和精油的
混和物接著通過浸在冷水當中的迴旋管路，這個構造能
夠強行讓兩者分離，從管路中分離出的液體會流入接
收槽中。最後一個步驟是移出浮在水面上重量較輕的精

你知道嗎？
我們透過各式各樣
的方式取得植物的
精油物質，但最主
要是透過被稱為「蒸
餾」的過程。

你知道嗎？
蒸餾設備的發明通
常歸功於西元十世
紀歐洲中世紀的學
者伊本．西那（在
西方國家被稱為阿
維森納）；然而，
猶太女人瑪利亞寫
道，在西元一世紀
就有在使用煉金術
蒸餾爐，這遠比伊
本．西那提到蒸餾
法時還要早上許多。

油。而最後留下來的水也會用在芳香療法中，它有許多不同的名字，但最常被使用的稱呼是純露。

壓榨法

壓榨法適用在那些會將精油儲存在果實外皮的植物。大部分用於柑橘類精油的萃取，像是檸檬以及葡萄柚。要取得這些精油相當簡單 ，如果你曾經剝過橘子皮，然後看見果皮噴出汁液（無法避免地，這似乎會噴到某人的眼睛），那你就曾經萃取過精油了。而在大量生產時，我們會使用大型的壓榨機。

脂吸法

除了某些專注在天然成品的調香師以外，脂吸法在市場上已成為一套幾乎不再使用的古老技術，因為它的過程費時長而且需要大量的勞力從無法承受蒸氣蒸餾過程的細緻花瓣上刮下香氣分子。在這個過程中，一層固態的油脂被均勻地塗在具有光滑且平坦表面，像是大理石或是玻璃的板子上，然後小心翼翼地將花瓣鋪灑在油脂上並放置一到兩天。當所有的香氣都轉移到油脂中，便會將使用過的花瓣刮除並且鋪上新的花瓣。這個過程會重複數十遍，接著用酒精清洗油脂和雜質讓油脂和精油分離，最後將酒精蒸發去除之後，剩下的這些精油物質我們另稱為原精。

化學萃取法

現今，大部分的原精都是透過化學萃取法取得。正己烷經常作為溶劑使用，儘管它相當容易揮發但也無法完全地只留下

採購精油

當要使用精油在治療用途時，請務必每次都選購，從有機植物萃取出的純正精油。這是能夠讓你透過使用精油，獲得其療效，達到促進身體健康目的的唯一方法。

原精，因此，幾乎不可能找到有機認證的原精。但因為透過化學萃取法萃取出的物質大部分都是作為香水使用，並不是作為治療性質的芳香療法使用，所以並不會對我們造成問題。

在最近這幾年，有一個新的方法——超臨界二氧化碳萃取法，提供了令人驚喜的可能性。當二氧化碳氣體放在足夠的壓力下時，它會變成流體狀，對於溶解精油效果特別好。它還有一個額外的好處，許多複合物很難從水中萃取出來（蒸餾法），例如說：蠟狀的脂肪酸，但超臨界二氧化碳萃取法可以輕易地萃取出這些物質。此外，其最大的優點是，當萃取結束壓力釋放後，二氧化碳會回到氣態，留下一點殘餘物都沒有的純精油，讓精油的深度以及豐富度都增加了。

精油的選擇

有許多不同的系統和方法可以讓你瞭解如何選擇精油，從傳統以用途的方式，區分到詳細地拆解它們的化學組成作為分類依據。如果你對學習這樣的主題深感興趣，我在「資源分享」（第 256 頁）推薦一些超棒的參考書目。

我想要分享一個更直覺性的方法，讓你知道要決定使用哪些精油以及如何調配這些精油。這個系統建立在辨認精油是從哪個部位萃取而來的，因為精油蒸餾所使用的植物部位，經常會告訴我們如何最好地使用它：

相信你自己

沒有系統是完美的！任何你看過或聽過，關於如何選擇使用精油的資訊，不論是在書本裡或是其他任何地方，都該被認為是個開始而已。建議你接著考慮，進行自己的精油實驗，並製作你自己的觀察結論。

精油的萃取部位	範例	療效
樹皮	肉桂	保護表層
花朵	土木香、玫瑰	愉悅感，連結
果實	黑胡椒、檸檬	恢復生氣，提振精神
葉子	羅勒、薄荷	提神，淨化
樹脂	乳香、沒藥	全方面的保護
根部	薑、岩蘭草	扎根接地
種子	洋茴香、甜茴香	使人平靜，儲存資源
木材	雪松、檀香	歸於中心，深入內在

　　當你學到更多關於精油的知識，並且開始使用精油，你將會開始更加直覺地體會到，製造出精油的植物本身和精油的效用有什麼樣的關聯性。但是請記住，你個人對特定精油產生的反應，是讓你知道如何使用這支精油的決定性關鍵。如果你對某種花香味的反應是變得更加踏實，那對你來說，這支精油對你的代表意義就是踏實。

　　當你要開始調配精油時，多多發揮你的創意吧！若要我們同時感覺到抽離及踏實可能有點互相矛盾，但試著想想躁鬱症，一種大腦經常同時經驗著渾沌昏沉和憂鬱情緒的狀況。另外一個例子是流感，它讓我們的身體感覺脆弱，並且，消耗了我們內在心靈的能量。肉桂和甜茴香精油都能夠同時改善躁鬱和流感這兩種狀況，若再加上一滴檸檬精油，便能幫助我們變得更加專注警覺。

　　商業化的複方精油通常只針對一種問題，舉例來說，振奮心情或是平穩心情。但是，人類的經驗通常更加複雜。瞭解精油可以讓你調配出適用於更複雜情境的複方精油。在第 87 頁有更多關於調香的資訊。

64 種常用的擴香精油

藏茴香 *Ammi visnaga*

藏茴香（Ammi）精油相當苦澀且帶著酸味，最好非常謹慎地使用它。它也具有很好的大地、木質調性，可以幫助讓一開始的苦澀味變得較為溫和。藏茴香主要被使用在氣喘以及其他跟收縮有關的問題，但是它的氣味實在是太強烈了，有可能會引發某些生理反應，所以在使用前一定要先試聞味道。

很多使用這個植物的人，比起使用精油反而會選擇膠囊形式。然而，我發現精油在緩解痙攣和身體任何部位出現的收縮狀況上，難以置信地有效。舉例來說，除了治療支氣管痙攣，它也可以用在抽筋和血管硬化這兩種情況中。藏茴香精油具有溫暖及保濕的特性，而且傾向於讓身體的能量向下移動。

歐白芷根 *Angelica archangelica*

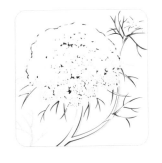

歐白芷根（Angelica）一直以來都被用在健胃整腸的配方中，讓人不禁聯想到藏茴香和甜茴香，它的味道帶著胡椒和草本香氣，並伴隨著些微辛辣調性。因為這支精油的特性是溫暖與收斂，所以它可以改善和潮濕、冰冷有關的消化道問題，例如腹瀉。此外，歐白芷根也帶給我們生生不息的生命活力。

洋茴香 *Pimpinella anisum*

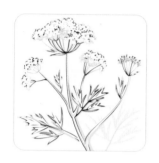

　　如同與洋茴香（Anise）有類似香氣的歐白芷根（第 55 頁）以及甜茴香（第 65 頁）兩種精油一樣，洋茴香對於消化系統有很大的助益。更確切地說，它具有止痙攣的功能。它也可以被使用在其他和痙攣有關的狀況，譬如說經痛，但它基本上還是以作用在腸道為主。它主要的調性為香甜與清新，其獨特的香甜氣味能夠立刻就被辨認出來。洋茴香精油對溫度保持中性，換句話說，不管是熱性症狀或是寒性症狀都可以使用洋茴香精油。

羅勒 *Ocimum Basilicum*

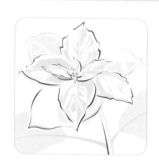

　　因為羅勒（Basil）廣泛地被使用在料理上，因此它的香氣能夠立刻就被辨認出來，而且會讓人想要馬上嚐一口義大利青醬。羅勒精油的香味富含不同層次，一開始撲鼻而來的是高音調性的草本氣味，並襯托著一點點的辛辣苦澀味，末尾則留下甜美香氣不斷流連。羅勒精油帶著點溫暖的特性，但它傾向於讓熱能進入我們的身體裡，而不是直接增加我們身體裡的熱能。舉例來說，如果我們將它使用在腳上，它可以幫助我們將頭部的熱能引流到下半身中。

　　此外，對於和神經系統相關的議題，不論是情緒上的狀況或是神經本身問題，羅勒精油是極佳的選擇。羅勒精油在解決循環相關的症狀也有非常好的療效，特別像是靜脈曲張這樣的靜脈系統疾病。神聖羅勒（見第 68 頁）為具有相同作用的羅勒亞種，雖然它更針對作用在情緒問題上。

月桂 *Laurus nobilis*

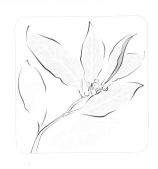

　　清新青草味帶著點辛辣，餘韻則有樟腦香味點綴，月桂（Bay laurel）對於停滯不動的淋巴循環特別有效，可以強化淋巴液的循環，不過它也對所有體內的淤塞有所助益，包括祛除在肺部的濃痰或是卡住鼻子的膿鼻涕。它的作用方式，被認為有冷卻身體的熱氣，以及幫助濃稠的液體變稀、變濕潤兩種。

佛手柑 *Citrus bergamia*

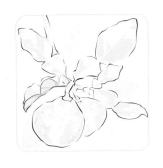

　　明亮、清新、具有柑橘香氣以及酸味，佛手柑（Bergamot）是格雷伯爵茶的原料之一，因此，它的味道對許多人而言相當熟悉。這支精油使用在所有和呼吸道或是消化道問題有關的配方當中。它也對膚況的改善有所幫助，特別是同時具有油膩和乾燥問題的皮膚。如果你會出門並曝曬到太陽，絕對不要塗抹佛手柑精油在皮膚上。因為它具有光敏性，會因為紫外光照射，對皮膚產生極大的損傷。

黑胡椒 *Piper nigrum*

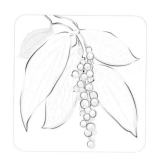

　　回想一下黑胡椒（Black Pepper）在你嘴巴中的那個感覺，黑胡椒精油的氣味會比你想像的還要再溫和一些。它具有辛辣、明亮、微酸以及微苦等特徵。黑胡椒是我在調配促進循環用的複方精油時最喜歡的一支精油。它促進身體發熱的效果無與倫比，可以減少疼痛、增加血液流量並且改善心血管系統。

　　如預期般，黑胡椒精油屬於熱性精油而且具有收斂效果，使它成為治療像是鼻涕倒流這樣冷濕症狀的良方。同時，因為它微酸的氣味可以刺激鼻水的流動讓鼻竇暢通，加入治療鼻塞用的配方中會非常有效。黑胡椒作為食物時，具有催化薑或薑黃的抗發炎效果的作用，而我也在黑胡椒精油發現了抗發炎的功效。

黑雲杉 *Picea mariana*

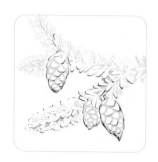

　　跟所有常綠樹精油一樣，黑雲杉（Black Spruce）的氣味也是如此地容易辨認。黑雲杉具有低調的水果香氣，它的主要特徵為香脂味和鮮明感。它具有強而有力的激勵效果，並會被用在能增加身體能量和促進循環的配方當中。它通常會被加進外用的按摩油當中。因為黑雲杉具有促進循環的副作用所以需要特別注意。加入黑雲杉精油到你的配方當中可以增加複方精油保濕的特性——再一次強調，主要是因為黑雲杉精油會促進身體中所有體液的循環流動。

藍艾菊 *Tanacetum annuum*

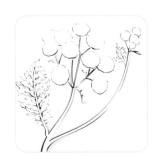

　　又稱摩洛哥藍艾菊（Blue Chamomile），深藍色的精油富含甜美氣味以及水果香氣，味道清新且豐富。它的味道也非常濃厚，只要一點點精油就可以讓清香裊裊。它可以鎮靜熱性的狀況以及所有種類的發炎情形。只要身體有發熱、發癢、過敏的情況都可以考慮使用藍艾菊精油。不只可以緩解過敏、蚊蟲叮咬，它也可以使用在許多皮膚的不適狀況中。此外，如果你想要在任何香味加入一點點的水果香氣，試試看加入少量的藍艾菊精油吧！

可可 *Theobroma*

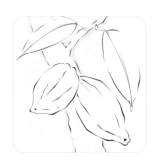

　　可可（Cacao）精油比你想像的還沒有巧克力味，但是它的味道絕對是非常有特色的。溫暖、苦澀的香脂味，但又有點大地氣息，可可精油能夠為任何複方精油的味道增添深度與豐富度。在這本書中，我使用它幫助咖啡或是糖分上癮的狀況。它和祕魯香脂、玫瑰、甜橙、肉桂以及香莢蘭合作無間！

荳蔻 *Elettaria cardamomum*

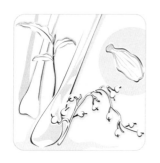

荳蔻（Cardamom）精油帶著點辛香及水果香氣，並含有能讓人感到溫暖的香脂氣味，另外還有些人會強調荳蔻有著和尤加利樹相同的氣味調性。荳蔻的種子在不同地方的傳統習俗裡都被賦予調理並平衡消化功能的角色，這也正是我在這本書裡介紹如何使用荳蔻精油的重點。對於那些同時需要深度以及明亮感的複方精油，荳蔻精油是一個非常好的選擇。此外，如果想要調配催情的精油，荳蔻也能增添其趣味。

胡蘿蔔籽 *Daucus carota*

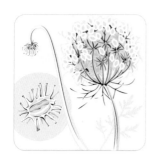

胡蘿蔔籽（Carrot Seed）精油具有非常強烈的氣味，一般稱這個特徵為「怪異」，但我發現它具有木質香氣以及根部獨有的泥土氣息。它能夠幫助血液以及和毒性相關的議題，因它是如此美好，即使你覺得它的味道很奇怪我也鼓勵你使用它。它和肝臟的親和力特別高，可以幫助清除毒素。胡蘿蔔籽精油是對溫度中性的精油，它也可以藉由帶動凝滯的體液流動達到保濕的效果。它的作用一般來說是讓能量向上提升，因此可以有效地幫助體液向上移動到身體較上面的部位。

雪松 *Cedrus spp.*

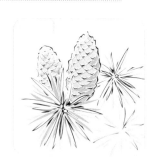

　　具有樟木氣味以及甜美香氣，但又同時帶著木質韻味，雪松（Cedarwood）精油的香味能讓人平靜且向下扎根，可以讓你在接受試煉時給予你支持的力量，不論是情緒上還是身體上。大西洋雪松多年來都是教堂大門的原料，也因為這個原因，它的味道能帶給某些人喜悅的感受。雪松精油有溫暖及些微收斂的效果，並且能夠讓能量向上移動到胸腔以及頭部。

肉桂 *Cinnamomum verum*

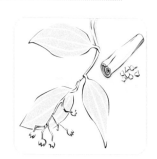

　　肉桂（Cinnamon）精油具有獨特且容易辨認的香氣，通常被描述為溫暖、收斂、辛辣且甜美。就它的作用而言，這支精油具有溫暖收斂的效果，傾向於引導能量向下向內移動。一般來說，它具有補氣養身的效果。因為肉桂和料理有強烈的關聯性，尤其是她的甜美氣味，所以肉桂精油能夠讓某些人的飲食衝動和緩下來。

快樂鼠尾草 *Salvia sclarea*

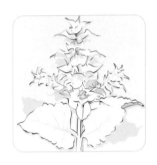

　　從作用上來說，快樂鼠尾草（Clary Sage）精油具有冷卻保濕的功效，讓它非常適用於熱性、乾燥的狀況。它對於如熱潮紅般的荷爾蒙失衡問題有顯著的效果。有趣的是，這支精油具有將能量向上牽引的特性，但它似乎也會透過促使能量向後下方移動調節身體能量。因為這個狀況，我描述快樂鼠尾草是具有讓能量循環的效果。它的味道同時具有香甜和草本香氣；快樂鼠尾草的味道會不斷徘徊（非常持久），而且可能會是帶著些許苦味的甜美氣味。

丁香 *Syzygium aromaticum*

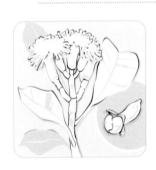

　　丁香（Clove）在芳香療法中主要被用在麻醉用途上。此外，也可以在任何複方精油中加入少許丁香精油以添加異國情調。丁香屬於熱性的精油，如果沒有稀釋使用的話可能會燙傷身體組織。它也具有收斂的特性，並且能夠讓外界的能量移動到身體裡面，因此他能夠幫助身體寒氣聚積的狀況。有人描述它有果香氣息，雖然我個人並沒有這樣的感受。它味道清新，有點甜卻非常辛辣。它和胡蘿蔔籽精油一樣被認為是相當「古怪的」精油，但我傾向於將它詮釋為充滿「異國風情」的精油。

絲柏 *Cupressus spp.*

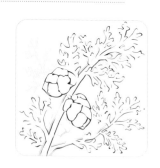

　　如同吸入清新的空氣一般，絲柏（Cypress）精油的水果香甜氣味，和其他任何精油比起來，更能夠舒緩心口的鬱悶之氣。絲柏有著冷卻及收斂的特性，在我的經驗中，絲柏是藉由讓留滯的水分進入靜脈循環中，以讓身體的水分能夠重新分布來達到收斂的效果。因此絲柏精油對於泌尿系統不平衡的狀態非常有幫助。除了水果香甜氣味以外，還帶著些香膏氣味，這香味可能有些細膩。我發現絲柏精油的氣味和功效相當地頑強，特別是在單獨使用它的時候。

檸檬尤加利 *Eucalyptus citriodora*

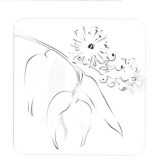

　　如同所有的尤加利精油，檸檬尤加利（Eucalyptus Citriodora）具有溫暖收斂的特性，非常適合用在像是鼻涕倒流這樣濕漉、冰冷的情況。如它的名字所示，這支尤加利精油具有柑橘香調，而且對於關節冰冷的狀況，譬如說對退化性關節炎特別有效，它也有強力的抗病毒效果。檸檬尤加利精油傾向讓能量向上向外流動，幫助患處的熱循環。除了帶著點柑橘氣味以外，它的香氣既清新並含些許玫瑰香氣，最後則會讓我們的鼻腔縈繞些許香脂氣味。

藍膠尤加利 *Eucalyptus globulus*

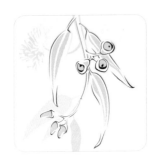

　　藍膠尤加利（Eucalyptus Globulus）和其他的尤加利精油一樣具有溫暖收斂的特性。但和其他種類比起來，它聞起來會有更濃厚的樟腦味和藥味。我發現它也是所有尤加利精油中，擁有最全面效果的，舉凡呼吸系統到肌肉系統，它可以有效處理各式各樣的失衡狀況。就像所有尤加利精油，它具有很強的抗病毒效果。它有點刺激，並不太適合使用在年紀非常小的孩子（可以使用澳洲尤加利，見下方）或是老人（試試看檸檬尤加利，第63頁）身上。

澳洲尤加利 *Eucalyptus radiata*

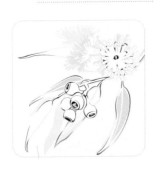

　　澳洲尤加利（Eucalyptus Radiata）和藍膠尤加利類似，但更為溫和且較不刺激。他有溫暖和收斂的特性，但卻沒有那麼猛烈。一樣地，它的香氣具有樟腦和藥草氣味，但卻是較為柔和的。如同其他的尤加利精油，他具有很強的抗病毒功效。我們可以考慮將其使用在小孩子身上持續一年以上，或者使用在虛弱的人身上增加抵抗力。

甜茴香 *Foeniculum vulgare*

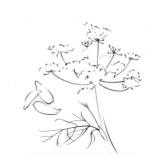

　　甜茴香（Fennel）經常使用在食物當中以幫助消化，它非常甜美，有點大地氣味和些微的胡椒辛辣味。大部分的人發現它最先飄散出來的是香甜氣味，馳騁所有其他的味道。它的特徵是如甘草般的香氣，這代表對不喜歡甘草味的人來說甜茴香精油會比較沒有療效。（經過不斷的驗證，精油的療效會因為使用者不喜歡其味道而降低）甜茴香精油具有溫暖的特性，且在保濕收斂的效果上相當中性。如同所有幫助消化吸收的精油一樣，它會讓能量移動到身體的中心。

冷杉 *Abies spp.*

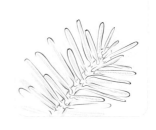

　　高品質的冷杉（Fir）精油幾乎都會帶著濃郁、讓人聯想起果醬的水果調性。事實上，「塗著果醬的氣味」（jammy）常常被用來形容冷杉精油。當你一聞到好的冷杉精油，你就會立刻聯想到果醬調性。理論上，冷杉精油具有冷卻及保濕的特性，而且能夠幫助體內的液體組織重新分布，它對於下半身水腫的問題非常有用。一般來說，冷杉精油是藉由讓能量提升，而不是讓能量降低或是讓能量移出身體來達到這樣的效果。除了果醬味以外，它也跟其他常綠針葉樹精油一樣，香氣甜美並帶著些香脂氣息。

乳香 *Boswellia spp.*

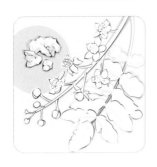

因為乳香（Frankincense）精油（或是我們從乳香萃出的樹脂）曾經被用在宗教儀式以及靈性修練上很長一段時間，所以只要一聽見或看見「乳香」這兩個字，就能夠讓世界上許多不同文化的人產生欣喜若狂的感覺。當我們為了要戒除習慣而訓練自己的心智，或是需要快速且有效地吸收大量資訊時，乳香是極佳的選擇。

因為乳香可以促進健康的組織生成，所以也被用在許多皮膚護理的配方中。其香味被描述和未成熟的蘋果相似，但對我的鼻子來說，它具有更多的胡椒以及香脂氣味，伴隨著濃郁甜美的木質餘韻。乳香是目前為止我最喜歡的精油。

德國洋甘菊 *Matricaria chamomilla*

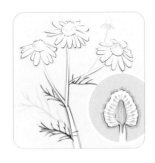

我很少使用這個精油，因為價格較為便宜的藍艾菊精油（第59頁），也可以使用在相同的不平衡狀況下。然而在某些例子中，少量的德國洋甘菊（German Chamomile）遠比大量的藍艾菊還要有效。德國洋甘菊對於和腸胃道相關的症狀來說比較有療效，而藍艾菊可以快速緩解灼熱的狀況和發炎反應，德國洋甘菊具有濃郁的香甜氣味和草本芬芳，也與其價格平易近人的親戚一樣，帶著新鮮的水果氣息和蘋果般的低音調性。正如它強烈的個性一般，一點點的德國洋甘菊精油就能夠讓其獨特香氣繚繞不絕。

薑 *Zingiber officinale*

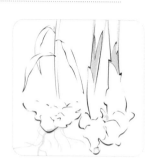

可能如你預期般，薑（Ginger）精油具有溫暖收斂的特性。然而，比起讓身體感到乾燥無生氣，薑透過讓阻滯的能量再次循環，幫助我們往前邁進。它的香氣特徵為香辣且清新的木質氣味，並帶著點柑橘調性。它的味道相當持久，在它最初的火熱辛辣氣味消失以後，一股芬馥的香脂花朵香氣會飄溢很長一段時間，直到最後。

葡萄柚 *Citrus x paradisi*

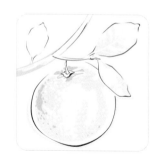

葡萄柚（Grapefruit）精油可能是我所知最美味的精油之一。它具有驚人的清新感和振奮人心的效果，但又不讓人覺得太過強烈。雖然有些人覺得它具有些冷卻的功效，但葡萄柚精油對溫度的效果通常是中性的。因此，它能有效處理許多狀況。它有些收斂的效果，而且傾向於將能量向下牽引。如同它的萃取部位一般（葡萄柚皮），精油的香氣既清新又富含柑橘香味，並伴隨著些香甜氣味。另外，也有些人會感覺到苦澀氣味。

永久花 *Helichrysum italicum*

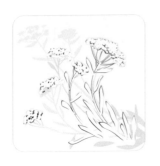

「如果你只能在沙漠荒島中攜帶一支精油」，那這支精油可能就是我的首選。它總是能讓人保持精力充沛的狀態！永久花（Helichrysum）精油的療癒效果遍及許多層面，但它最主要的作用是讓能量在身體四周平靜地循環。它既不屬於熱性精油也不屬於涼性精油，而且也沒有收斂或是保濕的特定功效，因而可以適用在各式各樣不同性質的失衡狀況中。就能量上來說，永久花精油讓能量向內又向外移動，向上又向下移動（基本上，是所有的方向！）。

而且，它對於清理所有類型的阻滯狀況極其有效—血液、淋巴、氣或是能量。它具有馥郁芬芳的香甜水果氣味，再走入一層，則能讓人經驗到蜂蜜的甜美感受，同時也有些人會感覺到淡淡的茶香味。它的味道十分悠遠，只要一點點永久花精油，就能夠讓馥郁香氣持續很久很久。

神聖羅勒 *Ocimum tenuiflorum*

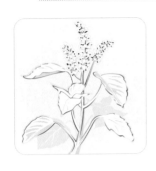

和其較親民的遠房親戚一樣，神聖羅勒（Holy Basil，又稱 tulsi）具有韻味悠長的草本香甜氣味，這種羅勒和其他品種相比，帶著更多的溫和洋茴香的香氣。雖然可以完全照你使用羅勒（第 56 頁）的方法使用神聖羅勒精油，但我發現神聖羅勒精油更適合調節心智及情緒的失衡 穩固自身精神意志的狀況中。

高地牛膝草 *Hyssopus officinalis var. decumbens*

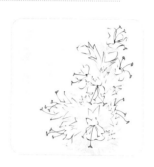

這支精油非常不常見，它在使用上也可能有一點侷限性，但當我們需要它的時候，並沒有任何一支精油能夠代替它所具有的療效。它能夠溫和且有效地幫助支氣管擴張。請謹記在心，沒有其他種類的牛膝草可以像高地牛膝草（Hyssop Decumbens）一樣安全又有效，所以務必確保你所購買的確實是高地牛膝草精油。

高地牛膝草精油具有冷卻及收斂的功效。它會幫助能量向下向外移動，這相當的合理，因為許多呼吸道問題都和呼吸短淺有所關連（在中醫學上，我們稱為氣逆證：氣向著它原本自然流動方向的相反位置移動）高地牛膝草精油非常甜美並有些許樟腦氣味，整體上帶著溫暖調性，並能夠舒緩緊繃的神經和身體組織。

土木香 *Inula graveolens*

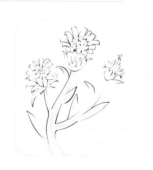

和其他精油相較之下，土木香（Inula）精油可能不是那麼為人所知，且不太常被使用到。這支驚人的精油通常帶著鮮豔的翠綠色，這是因為精油和蒸餾器上的銅起反應所致。它是非比尋常的祛痰劑，意指它可以讓黏液分解。此外，它還能夠舒緩支氣管痙攣的情況。因為結合了這兩項特性，土木香對於呼吸道失衡的狀況難以置信地有效。

這支精油對溫度的效果相當中性，所以不管是寒性症狀還是熱性症狀都可以使用土木香。它的香味非常鮮明並帶著酸味，同時，也帶著些許草本氣味。因為土木香可能會導致過敏現象，使用上需要特別注意。

茉莉 *Jasminum spp.*

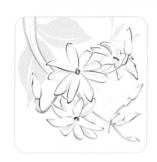

茉莉（Jasmine）或許是目前所知最能讓人感到愉悅、富含花朵芬芳的精油。茉莉具有很長久的使用歷史，它在大部分的人類歷史中，是任何花朵配方都不可或缺的原料（至少在它所生長的區域國家中是如此）。對芳香療法來說，它大部分都被使用在增進情慾的配方中，以喚醒我們對性的渴望。如同所有讓人感到愉悅的花朵，它會讓能量往上移動到頭部，甚至更高的地方。這也正是為什麼，長時間使用過多的茉莉精油會讓人感覺嗜睡或是亢奮。茉莉精油一般來說對溫度是中性的，並具有一些保濕的功效。

杜松漿果 *Juniperus spp.*

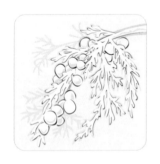

當聞到杜松漿果（Juniper Berry）深層馥郁及溫暖的香味，大部分的人會立刻聯想到高品質的琴酒，因為這些果實是這種烈酒的主要原料。杜松漿果精油具有溫暖的功效，但它不像其他的熱性精油，它同時具有保濕的功效。它最主要是透過讓體液再分布以達到保濕的效果，將它使用在水腫的狀況會非常有用。又因為這支精油的能量移動主要是向下，所以它對上半身的水腫特別有效。

它的氣味清新並帶著些許苦澀味，但整體上是非常芬芳的。同黑雲杉或冷杉一般，它的木質甜美氣味，通常會讓我們聯想到冬季。我喜歡在病房使用杜松漿果精油，因為它的揮發分子在對抗空氣傳播的致病微生物上，極其有效。

薰衣草 *Lavandula spp.*

薰衣草（Lavender）精油無庸置疑是最為人所知、熟悉的精油，在我看來，它也是最常被過度使用的精油。薰衣草精油是功效最廣泛的精油之一，它可以對抗一大堆跟它的人氣匹敵的失衡狀況 。薰衣草精油是中性偏涼的精油，可以幫助保濕身體組織並支持整體的能量循環。它的味道是甜美的草本花朵香氣，點綴著些許香脂氣味，而徘徊在最後的底韻則是木質芬芳。

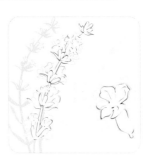

檸檬 *Citrus x limon*

檸檬（Lemon）精油瞬間就被世界各地的人所知悉，它的香味讓人即刻感受到陽光、明亮的氛圍，清新又帶著點酸甜苦澀味。檸檬精油同時具有冷卻及收斂的效果，這與它的苦澀感息息相關（我們吃檸檬時所生起的皺紋，應該給了我們一個很好的提示）。檸檬精油是極佳的消毒劑，如果和太陽的紫外光共同合作，檸檬能夠成功地消滅附著在表面的微生物；因此，清潔劑中經常能夠發現檸檬的蹤影。

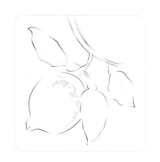

檸檬香茅 *Cymbopogon spp.*

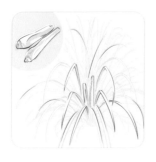

　　和檸檬一樣（第71頁），檸檬香茅（Lemongrass）也同時具有冷卻及收斂的特性，但是檸檬香茅的作用偏向讓水分四處擴散（而不是像檸檬一樣，讓細胞收斂）。這支精油一般來說會將能量往內移動並且可以幫助位於表皮的乾燥腫脹組織。它的香氣帶著明顯的清新調性，並同時具有濃厚的檸檬香味和青草氣味。

甜馬鬱蘭 *Origanum majorana*

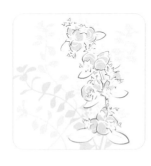

　　微甜的濃厚樟樹氣味，和它的近親牛至精油的氣味非常相似（第75頁），甜馬鬱蘭（Marjoram）精油也是偏涼性的精油，比牛至精油溫和許多。它具有一點收斂的特性而且能夠幫助能量下降，因此在處理高血壓、嘔吐這樣的失衡狀況上非常有用。除了上列的重點，它的味道溫暖、辛辣，並點綴著些許木質香氣。

山雞椒 *Litsea cubeba*

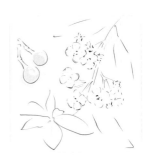

　　從某種月桂樹的小小果實中蒸餾萃取而來，山雞椒（May Chang）精油香甜、清新，並具有濃厚的檸檬清香和果實香氣。如檸檬一般，它讓人感覺澄澈，但整體來說較溫和且甜美。和其他柑橘類的精油相較起來，它的收斂效果沒有那麼顯著，並且喜愛逃跑，意指它的氣味不像韻味悠長的檸檬或是甜橙香氛一般，會持續徘徊縈繞。

　　因為它的味道比較不會壓過細緻的花朵韻味，因此當你要調配任何同時含有柑橘類和花朵類的複方精油時，它是極佳的選擇。不同於其他柑橘及類柑橘精油會引導能量向下向內移動，山雞椒精油的作用傾向於讓能量循環。

香蜂草 *Melissa officinalis*

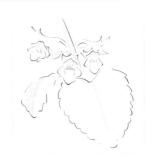

　　雖然大部分柑橘及類柑橘精油有助於讓人感到平靜定心，香蜂草（Melissa，也被稱為檸檬香脂）在這方面可是無人可及的呢！它已經以各種草藥形式使用數百年之久，它有助於讓學生在學校時能專心地學習，對於猶豫不決的狀態以及躁鬱症極其有幫助。這支精油通常具有冷卻及收斂的特性，能夠幫助能量循環流動，這是它對於強烈的情緒起伏有所幫助的原因之一。

　　它具有淡淡的清新柑橘香氣，並點綴著些許花朵芬芳。因為香蜂草精油極其昂貴，所以我們只要加入一點點香蜂草在調配的複方中就能夠為我們帶來好運。如果你夠幸運，家裡附近就有調劑藥局，可能有機會買到稀釋過的香蜂草精油。實際上，許多研究指出，這支精油在 1：99 的極低濃度下效果是最好的。

沒藥 *Commiphora myrrha*

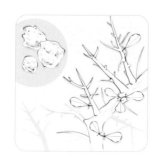

　　歸因於沒藥（Myrrh）大量地使用在宗教或是靈性儀式上，它那能夠讓人喚醒美好回憶的香味對許多人而言是十分熟悉的，沒藥是最為人所知的精油配方的主要成分之一（同乳香一起）。如乳香一般，沒藥對溫度呈中性，熱性及寒性的失衡狀況都可以使用它。它具有些保濕功效，殺菌抗病毒功效也相當不錯，這支精油經常使用在漱口水中，以消滅細菌並幫助牙齦癒合再生。

　　因為沒藥精油大多用在儀式中，所以沒藥能夠同時促進身體內部及外部環境的溝通交流，意指它可以幫助我們對於我們的周圍環境更有覺察。它具有溫暖的香脂氣味，相當甜美，但有些辛辣。

橙花 *Citrus aurantium*

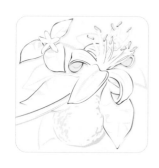

　　橙花（Neroli）是以苦橙（Citrus aurantium）為原料製成的三種精油之一，它主要是從苦橙的花朵部位萃取而來。其他兩種精油分別是，從果皮萃取而來的苦橙精油，以及從小嫩枝萃取的苦橙葉精油（在這三者中，最不常被使用）。就我所知，橙花是最富有異國情調並能讓人喚起美好回憶的香味之一，只要一聞到橙花的氣味，我立刻就像身處在安達盧西亞（Andalusia）或是摩洛哥（Morocco）一般。

　　香味甜美、讓人心醉神怡，不會覺得太過張揚。這支精油有一個特殊的味道，有人會以金屬味做形容，但對我而言這更像是礦物的味道，就像潮濕的石頭氣味。如所有讓人感覺愉悅的精油，會將能量向上牽引至胸口及頭部。很適合加入為了促進心腦合一而設計的精油配方中。

橡木苔 *Evernia prunastri*

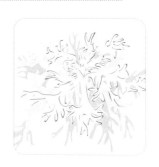

　　從苔癬中蒸餾製成，橡木苔（Oakmoss）可能是我所知味道最奇怪的精油，名副其實，它聞起來就像森林中枯枝落葉的味道！濃厚馥郁的大地氣息以及非常像腐植質的味道。因為橡木苔具有較多味道持久的辛辣底香，所以會將它使用在許多針對男性設計的精油配方中。我曾經被一個年輕的朋友拜託，調配一支聞起來像她祖父的木頭工坊氣味的精油，而橡木苔正是我第一支挑選出來的成員。它同時具有殺菌和抗發炎的效果，所以它很適合調配在治療傷口的配方中。

牛至 *Origanum vulgare*

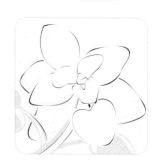

　　牛至（Oregano）精油具有戲劇性的殺菌抗病毒效果及強烈的藥性，讓它得以打敗某些具有消滅特定菌株功效的傳統藥品。它具有樟腦木質氣味，溫暖且「乾燥」（一股讓你聞過之後就能馬上認出來的香味調性）。牛至精油中性偏涼，且具有相當的收斂功效。它的能量移動是向下的，可以幫助將能量帶出頭部。

廣藿香 *Pogostemon cablin*

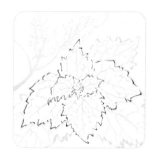

可憐的老廣藿香（Patchouli）。便宜、年輕的（或生的）廣藿香在 1960 年代曾被大量使用，在那時，它被稱為「嬉皮香」。這真的非常可惜，因為上了年紀的廣藿香是極其馥郁香氛的精油。辛辣且甜美，並點綴著美麗的香脂調性。因為它在平衡乾燥、失去彈性的肌膚上有驚人的功效，所以將它使用在肌膚保養配方中已行之有年。如你所預期的。廣藿香精油具有溫暖。保濕的效果，而且它可以將能量向內牽引以幫助身體修復。

薄荷 *Mentha piperita*

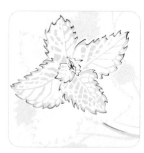

薄荷（Peppermint）精油具有能夠立刻就被認出來的香氣，可能是最被大眾接受的精油。如果你想在公眾場合使用精油，就考慮使用薄荷精油吧！在我使用擴香的多年經驗中，我從未聽見任何一個對於薄荷的負面評價。

薄荷是個很有趣的精油，因為它同時具有清涼與溫熱的特性，所以它能夠幫助能量的循環，特別是在身體的表面；在皮膚照護的配方中，薄荷精油能夠利用其獨一無二的特性移動身體的能量。它也帶著些乾燥的特性，因此有助於舒緩黏稠型的發炎反應。它的香味清新有勁，並和著青草香甜的氣味。

祕魯香脂 *Myroxylon pereirae*

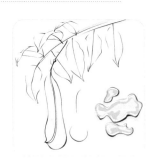

　　馥郁香甜並帶有可可香氣，祕魯香脂（Peru Balsam）的氣味相當濃烈，對某些人來說可能有點難以忍受。因此，只要少量使用這支精油就好。像祕魯香脂一樣的濃稠精油通常對皮膚非常有助益。它的溫度特性為中性偏熱，但它似乎不會讓和熱有關的問題徵候變得更嚴重。祕魯香脂是絕佳的鎮痛劑，可以替任何疼痛發炎的身體組織提供局部的保護，譬如：痔瘡或是潰瘍。

松樹 *Pinus spp.*

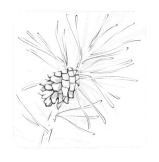

　　歸因於以松樹（Pine）為基底製造生產的清潔劑，松樹的香味基本上會讓我們聯想到清潔狀況。這支精油有些抗菌效果，特別是在對抗空氣傳播的微生物時。松樹精油對溫度和濕度的調節都屬中性，讓它能夠十分有效地改善各式各樣的失衡狀況，尤其在呼吸道的問題上。它能夠讓能量循環回身體中，所以它可能有助於改善那些讓你感到精疲力竭的失衡狀況。它的香氣有點甜，但大部分是帶著香脂基調、會讓我們依稀想起松節油的木質香氣。

羅文沙葉 *Cinnamomum camphora*

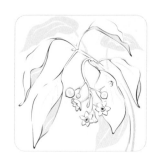

　　羅文沙葉（Ravintsara）和尤加利一樣（第63～64頁），非常有助於對抗病毒感染。羅文沙葉似乎對於口腔黏膜組織以及喉嚨的感染特別有效，並且，如果在喉嚨發癢的徵兆剛出現時使用，就可以同時預防及減緩喉嚨感染的情況。它也像杜松漿果（第70頁），是個適合使用在病房的精油，用以消除空氣傳播的微生物。

　　羅文沙葉對於溫度和濕度的調節都屬中性（儘管它和十分熱性的肉桂隸屬於同一個家族），並可以協助能量的上下移動，所以它很適合用在和淤塞阻滯相關的問題上。它的氣味是強烈且具滲透性的天然木質香。

紅桔 *Citrus nobilis*

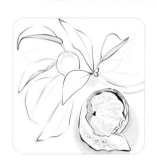

　　如果你正在治療小朋友的能量失衡問題，紅桔（Red Mandrin）應該是你最先考慮使用的柑橘類精油。使用一點點的紅桔精油就能夠讓我們混亂的能量集中並平靜下來，若使用的量再稍微增加，可能會有相當的鎮靜效果。它有非常甜美的柑橘氣味，尾韻則帶著點花朵調性。和其他柑橘類精油相同，紅桔幫助將能量牽引向內，這正是它能夠如此有效地讓人平靜下來並歸於中心的原因之一。

羅馬洋甘菊 *Chamaemelum nobile*

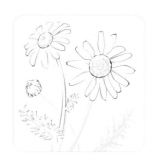

和它住在德國的親戚不同（第 66 頁），羅馬洋甘菊（Rmoman Chamomile）在蒸氣蒸餾時並不會變成藍色，所以顏色是能夠讓你分辨，你使用的是否為正確品種的最簡單方式。雖然羅馬洋甘菊具有一點抗發炎的效果，但真正讓它發光發熱的是它解痙攣的效果。它最主要的作用部位是胸口以及消化道，然而，因為它還是會作用在許多不同的器官系統上，所以可以將它調和在任何治療痙攣的配方中。

它的甜美香氣，和德國洋甘菊及藍艾菊（第 59 頁）相似，但它具有更多的草本芬芳及較少的水果香氣。此外，羅馬洋甘菊還具有更顯著的茶葉芬芳。它的香味和其他菊精油比起來較不持久。在能量的特性上，具有溫暖、保濕的特性，在一般的狀況下，它會讓能量向上、向外移動。

玫瑰 *Rosa spp.*

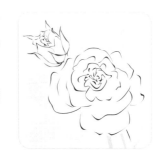

玫瑰（Rose）和廣藿香一樣，它的香氣總是扮演著固定的角色——許多人會將玫瑰與個子矮小的老婦人聯想在一起。但這並不是一個合理的聯想，除非那些老婦人熱情洋溢且性感，魅力四射且充滿異國風情。

玫瑰精油的香味幾乎無法被形容，因為在現代，我們蒸餾製成精油所用的玫瑰有各式各樣的種類。但普遍說來，它們都具有馥郁、溫暖、甜美，並帶著些辛辣調性的香味。除此之外，玫瑰理所當然具有典型的花朵調性。因為玫瑰精油具有冷卻、保濕的特性，通常被使用在情慾相關的配方中。這些特性也讓它在保養皮膚的配方中扮演很重要的角色。許多人發現玫瑰精油具有定心、使人平靜並讓人提振精神的功能，也有些人說它可以讓我們的心靈穩穩扎根接地。

玫瑰天竺葵 *Pelargonium graveolens*

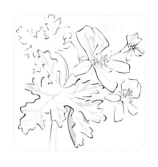

玫瑰天竺葵（Rose Geranium，也直接稱做天竺葵）和它高貴的姊妹玫瑰（第79頁）比起來，更具泥土芬芳。它除了具有些微的玫瑰特性外，玫瑰天竺葵精油還帶著草本及根部等充滿大地調性的氣味，偶爾，它會突然冒出柑橘香氣或是胡椒般的辛辣刺激味。

這支精油現在主要會調配在平衡女性月經週期，以及肌膚保養的精油配方中。它也具有強效的抗真菌功效。玫瑰天竺葵精油對溫度和保濕兩者的效果都屬中性，意指它對油性和乾性的肌膚都具有療效。它傾向於讓能量向下、向內移動，換句話說，它具有補氣養血、修復我們身心靈的效果。

迷迭香 *Rosmarinus officinalis*

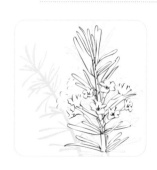

只要一個吸嗅就能讓腦中的困惑與煩惱開始消失，很少有香氣能用跟迷迭香（Rosemary）一樣的方式提振我們的精神。迷迭香精油可以被考慮加進任何與認知系統相關的配方當中。它的清新香氣與木質調性讓人回憶起走在常綠林中的感覺，也讓它成為我最喜歡的精油之一。它具有溫暖、乾燥的特性，非常適合用在和冰冷潮濕關聯的狀況中。因為它會讓身體能量向上移動，所以像是下肢水腫這種寒氣與濕氣滯入下肢的狀況，迷迭香是絕佳的選擇。

鼠尾草 *Salvia officinalis*

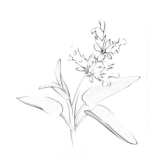

　　學名 Salvia officinalis 的鼠尾草（Sage）精油，論使用及普遍程度，遠遠不及它的遠房親戚─快樂鼠尾草 (Salvia sclarea)，而且它們也分別使用在完全不一樣的失衡狀況中。快樂鼠尾草（第 62 頁）非常溫和，而且主要是使用在女性身心靈的不適狀況中；相對來說，鼠尾草刺激多了，而且必須明智審慎地使用它，我從未使用超過 1 滴鼠尾草精油在任何精油配方中。

　　我必須說，鼠尾草精油最主要的功效─收乾分泌液，真的相當驚人。天然止汗劑的原料通常含有鼠尾草，並且，鼠尾草也可以在嬰兒斷奶之後幫忙停止母親的乳汁分泌。在小劑量下，它也可以幫助疤痕組織的分解。鼠尾草精油中性偏熱，並且能將能量牽引到身體中心的位置。它具有帶著辛辣調性的濃厚草本味，並混合些樟腦氣味。

檀香 *Santalum album*

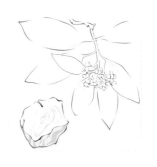

　　檀香（Sandalwood）精油具有冷卻的效果，而且能夠有效地讓阻滯的液體重新循環。改善泌尿道失衡狀況以及皮膚保養的配方中，通常會加入乳香使用，它也常被作為天然香水的原料之一。它的香味主要是由香料木質調所組成，伴著淡淡柔和的麝香中調以及苦澀香甜的低音尾韻。

　　我必須鄭重強調，千萬不要使用印度檀香，除非它有被證實說原料是來自合法栽種的檀香木。這些檀香製造商非常容易促使這些神奇的樹木瀕臨絕種，做為消費者的我們需要一同挽救這令人難過的驚人事實。目前在世界各地都有其他的檀香造林地，像是澳洲，這些造林地是以永續經營的方式種植檀香。

穗甘松 *Nardostachys jatamansi*

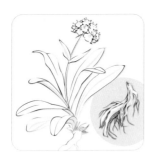

在聖經中所提到的精油之一——穗甘松（Spikenard，也被稱作甘松香），其具有相當罕見且獨特的氣味。對它的香氣最適切的形容詞是濃烈，這支精油同樣，十分怪異且質地厚重。它具有香甜及木質調性，但它所帶給人的主要感覺是濃烈的動物香氣，我們基本上指稱這為麝香味。

我並不喜歡從動物身上所獲取的麝香來源（其捕獲採集的過程也可能十分殘忍），因此，我所愛的穗甘松，因它獨特的香味調性，是我一定會備著的精油。穗甘松具有溫暖、保濕的特性。它會讓能量向下流動，是接地時不可或缺的精油之一，它對於改善睡眠疾患也相當有效。它也是少數我認為擁有強力鎮靜安眠效果的精油之一。

甜橙 *Citrus sinensis*

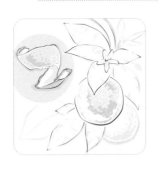

甜橙（Sweet Orange）精油是透過壓榨新鮮柳橙皮而來，也因此其香氣通常立即就可以被辨認出來。如果你曾經剝過柳橙皮，你就曾無意間幫助了精油分子的釋放，那噴向空氣的細細果珠就是純正的甜橙精油。如同其他許多的柑橘類精油，甜橙精油具有冷卻及收斂的特性。甜橙精油會將能量向上牽引並且會相對促進向下的能量流動，這正是它為何在不同使用劑量下及不同暴露時間中，會產生提振精神或是鎮靜效果的原因之一。大部分的人，如果長時間吸入大量甜橙精油，將會開始感到昏昏欲睡，即使他們一開始有感覺到提神的效果。它的香氣鮮明、清新、香甜，並且，理所當然地，具有柑橘氣味。

柑橘 *Citrus reticulata*

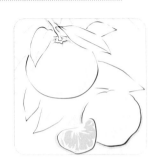

　　具有些微酸氣的柑橘（Tangerine）如同其他親戚，可以讓人感受到鮮明的氣息，它的氣味比起甜橙（第82頁）要更酸一些，尾韻則有些微的苦澀調性。這支精油具有冷卻及讓人積極前進的特性，並如同其他柑橘類的精油，依據其使用劑量，可能會帶給人提振精神或是平靜安心的效果。

龍艾 *Artemisia dracunculus*

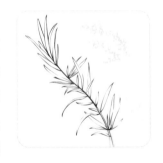

　　主要用於消化系統的不適，龍艾（Tarrangon）精油在對抗包含食道痙攣（俗稱為打嗝）等消化道的痙攣狀況上極其有效。它具有很強的殺菌抗病毒的功效，並也具有麻醉鎮靜的特性，使得它非常適合使用在痙攣疼痛的治療上。這支精油具有溫暖及些微的收斂特性。論及其能量特性，它傾向於將能量引導到身體中心（如同大部分能夠有效改善腸胃道問題的精油）。有趣的是，龍艾精油也能夠幫助身體的血液循環，或許它是藉由讓血液移動到身體的核心部位而不是移動到身體表面組織中，來達到此效果。

茶樹 *Melaleuca alternifolia*

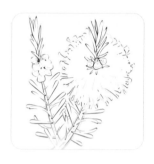

茶樹（Tea Tree）精油近年來是相當有人氣的精油，市面上的商業配方中幾乎都會添加具有多重功效的茶樹精油！但很不幸地，因為茶樹精油的高需求量導致市面上充斥著大量未蒸餾完全的次級茶樹精油。現在這樣的潮流已漸漸退去，我們能夠再次輕易地找到高品質的精油了。

我們每個人都應該在家裡常備一瓶茶樹精油，因為它能夠運用在很多不同的事物上（然而，我得老實說，很多精油都是如此！）它具有強勁的抗病毒殺菌特性以及復原效果，兩者結合起來有完美的防護功效。它的味道有著濃烈的藥草以及樟腦氣味，同時也帶著些辛香氣息和松脂調性，以致有些人會不太喜歡這個味道。此外，茶樹精油有著冷卻及乾燥的特性，並會讓身體的能量移動到胸口以上的位置。

百里香 *Thymus vulgaris*

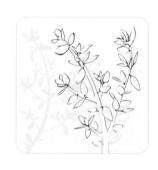

和牛至（第75頁）以及甜馬鬱蘭（第72頁）相同，百里香（Thyme，也稱作紅百里香）具有很強力的藥效。它可能有點刺鼻並具有刺激性，所以少量使用是最好的。我喜歡將百里香精油使用在足浴中，這可以讓它的氣味變得更加柔和溫醇。它具有溫暖及收斂的特性，使用時需要審慎的評估用量，否則，可能會讓人難以承受它所帶來的效果。

我必須說，它殺菌抗病毒的效果真的相當驚人，就像牛至精油一樣，有證據顯示百里香精油能夠有效地消滅特定的菌株。它的香味具有溫暖且充滿力量的草本辛辣香氣，並襯著香甜的底韻。我們最好將百里香精油定位為王牌支援打擊手，將它使用在其他較溫和精油無法有效解決的失衡狀況中。

沉香醇百里香 *Thymus vulgaris ct. linalool*

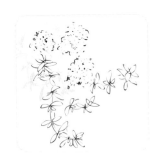

　　不同於它個性濃烈的親戚，沉香醇百里香（Thyme Linalool）在作用和氣味上都相當溫和。因為它很溫和，所以我們可以將它使用在肌膚照護的治療中，如果是百里香精油（第 84 頁）的話，我絕對不會如此做。所有百里香精油都具有的溫暖、草本及些微的辛辣調性，因馥郁甜美的柑橘氣味變得更加溫和。沉香醇百里香精油對溫度相對中性，而且令人吃驚地，和紅百里香的收斂效果相反，它所具有的是保濕的特性。它會讓能量向下移動，有助於讓臉上的熱消退等情況。

香莢蘭 *Vanilla planifolia*

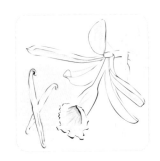

　　讓人一聞就能認出來並帶給我們愉悅心情的香莢蘭（Vanilla），其氣味甜美、溫暖、馥郁、富含異國情調，而且相當美味！在這本書中，這支精油主要的用途是讓配方變得溫和又甜美，特別是在「成癮」的段落中（第 95 頁）。香莢蘭 精油具有溫暖及鞏固能量的特性。意指它可以幫助我們改善片段且零碎的思緒感受，讓我們能夠安穩踏實地生活。

岩蘭草 *Chrysopogon zizanioides*

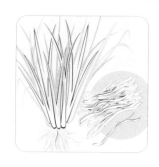

　　甜美且氣味濃厚的岩蘭草（Vetiver）也具有木頭和泥土芬芳，許多人描述這個氣味正如植物的根部，而這就是它的味道來源之處！岩蘭草精油正是從生長在南美洲高地草原的植物根部所製成，這支精油對於連接頭部與足部的能量相當有效，也就是說，當你正感到無法活在當下、渾渾噩噩地生活著時，這支精油可以幫助你在地球上穩穩扎根。岩蘭草具有冷卻保濕的效果。它可以調配在任何改善好高騖遠行為的配方當中！

伊蘭伊蘭 *Cananga odorata*

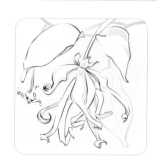

　　伊蘭伊蘭（Ylang Ylang）是我所知味道最香甜的花卉之一，事實上，如果使用太高濃度的伊蘭伊蘭其味道會濃郁到令人作嘔。它帶著些微香脂特性並且具高度揮發性，會迅速地讓香氣縈蘊範圍有限的空間，並在一段很長的時間後氣味才會消逝。在我任何配方中都不會加入超過一滴的伊蘭伊蘭。伊蘭伊蘭精油常見於增進性慾的配方中，或者是在任何有人尋求狂喜感受的地方。它主要的特性是冷卻以及保濕，而且偶爾會用於治療皮膚過敏的狀況。如同所有帶給人愉悅感受的花朵類精油，伊蘭伊蘭也能夠提升我們的整體能量。

單方精油 vs. 複方精油

　　我經常使用單方精油。有的時候，某支單方精油正好是處理特定情況所需要的。如果某支單方的效果包含所有你想要的作用，那就可以考慮獨立地使用這個香味。

　　另一方面，複方精油絕對可以處理更廣泛的身心靈失衡狀況。在某些案例中，複方精油會包含能夠幫助「驅使」配方精油移動到身體特定部位的單方，這主要是透過某支精油對身體的器官系統或區域所具有的強力親和特性來達成的。舉例來說，花朵類精油會向上竄升到頭部以及更高的位置，如果你正感到失落並停滯不前，花朵們能夠幫助你擺脫你的消沉情緒。相反地，當你感到沒有安全感、生活不踏實時，需要能夠讓能量沉降的精油。有些同時對泌尿系統及呼吸系統有親和力的精油，可以藉由調配在複方裡的輔助精油的作用，讓精油只結合在其中一個器官系統上。

　　實際上，使用單方精油相當簡單，只要打開瓶子並且吸嗅飄散出來的香氣，然後注意你自身的反應！如果你發現它對你很有療效，就試著擴香一滴這種精油。使用被動式擴香（見第 23 頁）是個不錯的起手式，你可以監測每一個隨著精油氣味性質的改變所出現的身心靈反應。是否有精油一開始讓你感到備受激勵，但隨後則令你變得鎮靜平穩（譬如說，甜橙精油便是如此）？是否有精油讓你初聞時感到愛不釋手，但過了一段時間後則讓你覺得膩煩（就如同我對某些像伊蘭伊蘭般味道濃厚的花朵類精油的經驗般）？

　　當要調配精油時，我會使用瓶子操作。不同尺寸的藍色、綠色或棕色的後壁玻璃瓶真的非常好用，它們也具有能夠裝上流量限制塞（一種

製作外用配方

在製作外用塗抹的配方時，我喜歡先將精油加入瓶子中，然後再慢慢注入建議量的基底油（見第 243 頁）或是其他基底物質。使用小漏斗也相當不錯，不過，如果我們沒有密切注意瓶子的話，很容易就會滿出來，需要特別小心。如果你最後才加入精油，務必使用免洗竹筷或是牙籤仔細地攪拌，如此一來，精油才能和基底物質好好地混和在一起。

剛好能夠插入瓶口，藉由縮減出口大小，讓你能夠精準測量滴數跟使用量的物件）的設計。現在有很多不同的經銷商在世界各地供應這類型的瓶子。我通常使用 5 毫升的瓶子，因為我每次調配出的精油都不太會超過這個容量。因為在這個配方使用完之前，我的需求可能會改變，所以如果調配太多會有些浪費。然而，如果你發現你自己是將許多精油加入基底油做調配（見側欄），那你可能會更愛 15 毫升的玻璃瓶。

並不一定每次都需要在瓶子中調配複方精油。譬如說，如果你正在試著使用加濕器擴香，你可以直接加入所建議的精油滴數到裡面就好。請記得，當精油暴露在空氣中的時間越長，它們便揮發越多；務必在精油倒出瓶子之後，儘早開始你的療程。

保持簡單！沒有必要使用很多精油調配相對複雜的複方精油。因為你會發現，我在這本書中所提供的所有配方都只用了 3 種精油。3 是個易於選擇的好數字，因為它可以針對特定的主題，提供更具體明確的變化。以皮膚疹為例，它可能會有熱、乾，或出現滲液等變化。最初 2 支精油可以選擇對有助於改善整體出疹情況的精油，而最後一支則負責處理熱、乾，或滲液的情況。

關於複方精油的比例

在第 2 章節的「配方」中所示的精油滴數，就是我們談的「比例」，你並不需要完全遵照上面的滴數做調配。舉例來說，如果你正在調配「疲勞 & 體力低下」段落中的「提神」配方（第 114 頁），你可以只準備含有 3 滴佛手柑精油，1 滴

黑雲杉精油以及 1 滴永久花精油的玻璃瓶；或者是，你可以使用 3：1：1 的比例製作一大組這套配。換句話說，每加入 3 滴佛手柑精油，你得加入 1 滴黑雲杉精油及 1 滴永久花精油。

安全地擴香精油

　　請謹記在心，精油具有很強大的療癒能力，好好地對待它們是很重要的一件事。坊間有很多關於精油的錯誤資訊，但是有一些基本準則能夠幫助你聰明地使用精油。

食用精油

若非在專業芳療師的指導之下，千萬不要食用精油。自從可食用的精油產品上市以來，因精油產生副作用的案例開始快速地增加。

　　首先，需要使用超過數滴單方或是複方精油的情況是十分罕見的。事實上，1 滴精油通常就足夠讓這些症狀產生轉變了。這可能讓人難以相信，但是過度使用精油，不論是在使用量或是使用頻率上，不僅僅是造成浪費，還有可能會產生潛在的危險性。一開始先使用能夠產生療效的最少量精油，接著在有需要時，慢慢增加精油的滴數。

　　許多人對於氣味非常地敏感，不論是天然植物的香氣亦或是合成香精的味道。如果你有已知的過敏症狀或是呼吸道問題，在第一次使用精油的時候要特別注意。可以的話，最好有一個人能夠在距離你一段距離的地方快速開啟並關閉裝著精油的瓶子，然後稍待一會，觀察這些飄散出來的芳香分子是否會讓你感到任何不適。

　　另外，當你有下述的狀況時，使用精油時要更加謹慎小心：

- 懷孕期：如果家中的成員或是你正在懷孕期間，最好遵循芳療師的建議。許多精油在懷孕期間是禁止使用的。
- 與小孩同住：如果你家裡有兩歲以下的孩童，請向芳療師諮詢過後再開

始使用精油擴香。確保你的孩子無法拿到你的精油，安全起見，最好將精油儲藏在他們找不到的地方。

- 如果你有癲癇的病史：任何具有癲癇病史的人在使用精油時務必極度注意，因為曾有報導指出精油會誘發癲癇症狀。

- 如果你對水楊酸過敏：有些精油，像是冬季香薄荷和樺木精油，含有水楊酸成分。因此，我在這本書中所分享的精油已先排除了這類具水楊酸成分的精油。

雖然這本書談論的主要內容是擴香，但精油也可以外用塗抹使用，而且這本書中列出的許多配方都有建議的外用治療方式，可以在擴香之餘（或是作為替代方案）使用。如果你決定以外用塗抹的方式使用精油，請務必將右頁的安全預防事項牢記在心。

寵物與精油

使用精油在寵物身上，或是寵物的周遭環境中是相當困難的。舉例來說，有些配方對於驅逐寵物身上的跳蚤和壁蝨非常有幫助，或者是治療急性濕疹的問題。在另一方面，狗狗跟貓貓具有異常敏銳的嗅覺，這是牠們賴以維生的導航系統。所以若是精油的味道太強烈，讓牠們的嗅覺因此失去作用似乎不是一個好點子。更甚者，有許多因浸泡在精油中，而導致神經系統損傷的寵物案例出現，尤其是貓咪。

千萬不要浸泡任何東西在精油裡

我必須說，在寵物身上，特別是體型較大的寵物，使用超級少量的精油或許是可行的。如果要使用精油驅除寵物身上的害蟲，請將精油滴在寵物的項圈上而不是皮膚上。如果要治療某一處的皮膚，務必將精油稀釋在基底物質當中。如果你的寵物在接觸精油之後行為變得怪異，請立刻將精油移除——拿掉項圈以及（或是）幫寵物洗澡（如果有需要的話）。

和有小孩同住的情況一樣，務必將精油儲放在寵物不會接觸或碰到的地方。

- 貼膚測試：在塗抹外用配方前，務必先執行貼膚測試。將一滴加入基底油稀釋過的配方精油，塗在皮膚較厚的部位，像是肩膀或是膝蓋。如果有任何的不良反應出現，就停止使用它。
- 光敏性精油：要注意某些精油塗抹在皮膚上時會造成光敏作用，也就是說，當太陽光照射在塗上這些精油的皮膚區域時，會讓細胞受損。最常見的光敏性精油是佛手柑精油，但其實所有的柑橘類精油都可能會產生上述的傷害。我們最好能夠熟知哪些精油可以安全地在陽光下使用！
- 黏膜組織：避免讓未稀釋過的精油接觸任何黏膜組織，像是陰道、肛門或是鼻腔和口腔中的內襯黏膜，會受傷！有些精油，特別是那些含有乙醛的精油，可能會損傷較敏感的細胞組織。

清潔精油漬

若是在使用精油時有任何精油噴濺出來，要記得立刻將它擦拭乾淨。許多精油具有腐蝕性，可能會損壞各種不同的物質，特別是塑膠的製品。具有多孔表面的物質能夠立刻吸收精油，要從這些物質中去除精油香氣是非常困難的。如果陳舊的精油漬的氣味一直沒有散去，烘焙用的蘇打粉糊以及過氧化氫可以幫忙除去它。但要注意這個組合具有漂白的效果，務必要謹慎使用。

儲存精油

因為許多精油都具有反應活性，將它們儲放在陰涼處是相當重要的。有些精油最好放在冰箱裡保存，特別是具有高乙醛成分的精油，像是牛至、肉桂，或是檸檬香茅精油，因為冰冷的環境可以減緩氧化傷害。乙醛是非常容易激活電子的油性成分，並且會和每次打開精油瓶蓋時流入的氧氣立刻鍵結在一起。氧化反應不只讓精油在治療用途上變得沒有效用，也會有讓使用氧化精油的人產生過敏反應（從對精油感到敏感到使用上會對健康產生危害的過程）的可能性。

標示精油

清楚標示所有的單方精油以及複方精油是非常重要的一件事。雖然瓶子相當小，但標準尺寸的標籤機（附有小型鍵盤的種類），還是能夠輕鬆列印足夠小的標籤。標籤機可以在任何辦公用品店以十分合理的價格購買到。因為大部分的瓶子都是深色系，所以務必要購買醒目的白色標籤帶而不是透明的。

關於配方精油的儲存，務必將它們的瓶蓋緊緊鎖住並在未使用時儲放於電冰箱中，以保留住配方精油所持有的療效。也請牢牢記住，有些精油，像是岩蘭草，在遇到寒冷環境時會變得更濃稠，在使用它們之前，你需要先將它們拿出冰箱置放一段時間。將冰箱下方的較淺的小盒子用來擺放你的精油配方，以方便你拿取使用。

PART 2

擴香精油療法

用精油擴香改善身心

心智和情緒的健康

成癮

　　成癮的威力令人驚異的強大，讓成千上萬的人們都對它俯首稱臣。它既複雜又充滿心機，並在你覺得你終於發現方式戰勝它時，馬上找到其他方式取回掌控權。

　　所以手上要盡可能要具備多一點的武器，才有可能幫助我們戰勝成癮問題。在我們感到內心空虛、容易受誘惑的日子裡，關鍵就是要找到讓我們避免使用成癮物質的方式。在戒斷症狀席捲而來的日子裡，能夠緩解這些症狀的精油配方，可以幫助你保持心智的堅強與清晰。

　　當然，沒有精油配方可以如奇蹟般地立刻治癒成癮問題（如果你可以證實我是錯的，也請讓我知道），但仍有許多配方有助於建立一個能夠培養堅強心智或毅力的環境，或只是讓你感覺更輕鬆舒適。

提升療效

　　隨身攜帶裝有建議的精油小玻璃瓶，或是製作一個可以裝入嗅鹽的容器。規律地吸嗅適當的精油，可以幫助你處理並面對那些難以壓抑的衝動。

單方精油

- ◆ 歐白芷根 ◆
- ◆ 黑胡椒 ◆
- ◆ 黑雲杉 ◆
- ◆ 可可 ◆
- ◆ 肉桂 ◆
- ◆ 甜茴香 ◆
- ◆ 冷杉 ◆
- ◆ 乳香 ◆
- ◆ 葡萄柚 ◆
- ◆ 永久花 ◆
- ◆ 神聖羅勒 ◆
- ◆ 薰衣草 ◆
- ◆ 薄荷 ◆
- ◆ 祕魯香脂 ◆
- ◆ 穗甘松 ◆
- ◆ 甜橙 ◆
- ◆ 柑橘 ◆
- ◆ 香英蘭 ◆
- ◆ 岩蘭草 ◆

在這裡你將發現一些可以支持你對抗成癮問題的精油配方。有些是針對特定的成癮問題；有些則是改善普遍性的共有症狀。

❧ 菸癮 ❧

菸癮是最難戒除的上癮狀況之一，甚至比戒除海洛因還要更具挑戰性，所以當你向戒菸的目標邁進時，你會想要盡可能地接受任何你所能獲得的資源。當你規律地使用這個配方，它能夠有效幫助你降低抽菸的衝動與渴望。

配　　方 ◆ 永久花：3 滴

　　　　　◆ 黑胡椒：1 滴

　　　　　◆ 岩蘭草：1 滴

在芳香醫學治療上，永久花通常被使用在和肝臟相關的問題中。藉由加速排除菸鹼所帶來的毒性（這些毒素通常由肝臟負責清除），永久花精油可幫助我們戰勝尼古丁成癮。

擴香方式 ◆ 嗅鹽：當抽菸的渴望襲來時，吸聞嗅鹽並且喝一小杯水。

　　　　　◆ 在讓你想要吸菸的場所，使用霧化擴香儀。

　　　　　◆ 如果會在車內抽菸，可使用車用插頭式擴香器。

| 提升效果 | 在每一次你的癮頭出現時，喝 1 小杯水能夠幫助你，滿足你對某種嘴巴感覺的需求，許多吸菸者發現，他們真的相當迷戀將菸叼在嘴中的那個感覺。

❧ 戒斷性頭痛 ❧

戒斷症狀通常包含頭痛，特別是當你正在戒除咖啡的時候。這個配方對於緩解頭痛非常有效。請記得，多喝水也可以幫助你克服這個狀況。

配　　方 ◆ 薰衣草：1 ～ 8 滴

♦ 神聖羅勒：1 滴

♦ 薄荷：1 滴

擴香方式 ♦ 隨身式擴香配件：隨身攜帶嗅鹽或是聞香棒，在你感到頭痛即將
發生時使用它們。

| 外用治療 | 「戒斷性頭痛」精油配方可以直接塗抹在太陽穴上，但要先使用基
底油將它稀釋過（見 243 頁）。將 5 滴配方精油加進 1 茶匙（5 毫升）的基底油中。
使用滾珠瓶是相當不錯的選擇，可以加乘隨身式擴香配件所帶來的效果。

☙ 咖啡成癮 & 糖分成癮 ❧

糖，是可以讓咖啡變得更美味的調味料。但相當不幸
地，這兩者會讓神經系統的反應大幅增加，導致我們在數
小時後，產生緊張焦慮、精神低落等情況。如果持續使用
這個配方，可以幫助我們降低嗜糖、嗜咖啡的渴望。你也
可能會想要試著使用「提神醒腦」配方（第 114 頁）做為
咖啡的替代品。

添加甘草或是肉桂粉到任何茶類中以增添香甜氣味，可以幫助你改善糖分成癮的狀況。

配　　方 ♦ 黑雲杉或冷杉：3 滴

♦ 可可或祕魯香脂：1 滴

♦ 岩蘭草：1 滴

擴香方式 ♦ 陶瓦圓盤：加入 1 ～ 2 滴配方精油到沒有上釉的圓盤側，然後將
圓盤放在被陽光籠罩的窗戶邊，這是能讓精油發揮功效一整天的
好方法。

♦ 淋浴：適合在一大早就利用淋浴方式使用的配方，讓我們能夠充
滿活力地開啟新的一天。

| 提升效果 | 可以試著改喝草本咖啡作為替代，有些人真的很愛草本咖啡，他們發現這能夠滿足他們對濃醇的黑咖啡的渴望。傳統上的替代品是使用蒲公英的根作為原料，而且它還具有保護、清淨肝臟等附加好處。

❧ 難以控制的食欲 ❧

　　能夠區分出飲食衝動，和因飢餓以外的理由想吃東西，是很重要的。飲食衝動可能表示維他命或是礦物質的缺乏，你可能要考慮在下次看診時檢測一下血液濃度。但如果你是因為想要滿足某種未滿足的情緒需求而吃，那以下的配方能夠幫助你。

配　　方 ◆ 甜橙：3～5 滴

你可以使用高品質的香莢蘭萃取物取代控制食欲配方中的香莢蘭精油。

　　　　 ◆ 香莢蘭：1～3 滴

　　　　 ◆ 肉桂：1 滴

擴香方式 ◆ 嗅鹽：在使用這個配方對抗食慾前 1 週，在吃飽時吸嗅，用以訓練你的大腦，將飽足感和氣味做連結。當你在吃完東西感到滿足的時候，立刻吸嗅配方精油。在 1 個禮拜的訓練後，當你覺得想要吃東西的時候就吸嗅它，能夠幫助你降低想要吃東西的慾望。

　　　　 ◆ 加熱式擴香：在你容易出現壓力性進食的場所使用這個配方。譬如，我會在截稿期限快到的時候吃的比平常更多，所以為了對抗壓力性進食，我會在我的寫作室中擴香這個配方。

❧ 酒精成癮 ❧

　　酒精成癮是個極其嚴重的問題。這個配方只能作為你醫療戒癮計畫的輔助，不能完全取代西方醫學的藥物治療。

配　　方 ♦ 歐白芷根：1 滴

　　　　 ♦ 黑胡椒：1 滴

　　　　 ♦ 甜茴香：1 滴

如果你感受到被日復一日的事情壓得喘不過氣，這可能會誘使你走向成癮之路。你可以使用「戰勝慾望」精油配方（第 124 頁）提高你的意志力。

擴香方式 ♦ 全身浴：使用這個配方泡一個溫水浴（不是熱水！）可以幫助你除去酒精的作用。務必在進入浴缸之後才加入配方精油數滴。（見第 32 頁）

　　　　 ♦ 在傍晚的時候，將霧化擴香儀使用在比較容易讓你放鬆下來的房間中。

❧ 強迫性思考 ❧

當你就是無法停止思考讓你成癮的對象，試試看這個配方。

配　　方 ♦ 乳香：3 滴

　　　　 ♦ 神聖羅勒：1 滴

　　　　 ♦ 岩蘭草：1 滴

岩蘭草對於連結頭部與腳相當有用；也就是說，在你感到迷惘、不踏實的時候，這支精油可以幫助你好好向下扎根。

擴香方式 ♦ 嗅鹽：當你發現你一直在想讓你成癮的事物，慢慢地深呼吸數次，然後吸嗅這個配方。在吸嗅之後，請用一點時間進入寧靜的冥想狀態。

　　　　 ♦ 風扇式擴香儀：因為岩蘭草是較黏稠的精油，可能會堵塞霧化擴香儀，所以，使用風扇式擴香儀應該是最好的選擇。

憤怒

單方精油

♦ 洋茴香 ♦

♦ 月桂 ♦

♦ 快樂鼠尾草 ♦

♦ 絲柏 ♦

♦ 冷杉 ♦

♦ 乳香 ♦

♦ 永久花 ♦

♦ 檸檬 ♦

♦ 檸檬香茅 ♦

♦ 橙花 ♦

♦ 薄荷 ♦

♦ 松樹 ♦

♦ 岩蘭草 ♦

♦ 伊蘭伊蘭 ♦

在中醫學上，憤怒通常被認為是能量堵塞所致。一般而言，感到阻塞會導致失落沮喪；如果能量流動阻滯了足夠長的時間，能量會聚積起來並且可能會演變成憤怒。

這裡大部分的精油配方將幫助你疏通能量，並且在怒火失去控制之前讓它平息下來。其他的精油則能夠讓愉悅的香氣流入，進而翻轉你的視角。它們全都可以幫助你減少憤怒的情緒感覺。

⌘ 暢通能量 ⌘

如果你的憤怒反應正從日趨惡化的能量阻塞中逐漸升起，橙花將使你平靜，永久花會讓你與你的正向資源連結，松樹將幫助你接地扎根。

配　　方 ♦ 橙花：3 滴

♦ 永久花：1 滴

♦ 松樹：1 滴

嗅鹽如固定劑一般，將精油的香味緊緊鎖住，降低精油的揮發性。

擴香方式 ♦ 在健身房使用霧化或風扇式擴香儀。運動是減少失落感的最好方法。

♦ 嗅鹽：無論何時，在你需要時吸聞嗅鹽或是其他種類的隨身式擴香配件。

♾ 怒火中燒 ♾

　　憤怒有時如爆炸般乍然出現，快速地出現又快速地消散。你可以考慮使用這個配方以停止燃燃怒火，並且，規律地使用精油配方能夠降低憤怒突然爆發的可能性。

配　　方 ◆ 月桂：3 滴

　　　　◆ 檸檬香茅：3 滴

　　　　◆ 絲柏：1 ～ 3 滴

> 當你使用怒火中燒配方在足浴時，記得將滴入 1 滴配方精油的濕毛巾，同時放在你的脖子後方。

擴香方式 ◆ 霧化式擴香儀：使用在任何可能會引發你憤怒的地方。

　　　　◆ 足浴：讓憤怒冷卻下來！足浴中的水應該接近室溫或是偏冷。

♾ 惱火 ♾

　　甚至連在特定情境下所產生的想法都會導致憤怒的情緒感受時，這個配方會透過解除大腦程序化的反應來幫助你。第一周時，在你感到身心平衡的時刻吸嗅它，接著，變成在遇到讓你惱火事物的任何時候吸嗅它。

配　　方 ◆ 乳香：3 滴

　　　　◆ 冷杉：1 滴

　　　　◆ 岩蘭草：1 滴

> 當我們為了要戒除習慣而訓練自己的心智，或是需要快速且有效地吸收大量資訊時，乳香是極佳的選擇。

擴香方式 ◆ 嗅鹽：在任何可能會惹惱你的情境下，隨身攜帶。

　　　　◆ 將被動式擴香配件放在任何可能會讓你感到沮喪的場所。舉例來說，如果工作時會讓你感到壓力緊張，在會議之前先將被動式擴香配件放在你的辦公室裡。

　　　　◆ 車用插頭式擴香器：如果讓你生氣的原因是路怒症。

❧ 生氣的小肚皮 ❧

　　沒有任何事物讓消化系統停擺的速度比情緒還要快，特別是當我們生氣時。這個配方會促使讓我們能夠正常消化食物所需的平靜狀態發生。

胃酸逆流和打嗝是在情緒打亂我們的消化過程時，相當常見的徵兆。

配　　方 ◆ 快樂鼠尾草：5 滴

　　　　 ◆ 洋茴香：1 滴

　　　　 ◆ 伊蘭伊蘭：1 滴

擴香方式 ◆ 霧化擴香儀：當你正在準備料理時，在廚房裡擴香這個配方。然後當你在用餐時，在用餐的地點使用擴香儀擴香。

　　　　 ◆ 隨身式擴香配件：在用餐前約 5 分鐘時，吸嗅隨身式擴香配件，像是香氛小藥瓶或是聞香棒。

焦慮

　　每個人應該都曾經歷過焦慮的時刻，但在何時焦慮會變成所謂的「問題」呢？我的答案是，在焦慮開始干擾你正常活動的能力時。舉例來說，每個人都至少曾在考試的時候經歷過焦慮所帶來的痛苦感受，但如果你的焦慮大到讓你這次考試表現很差，那它就變成了一個問題。

　　另外一個評估焦慮程度的方法是，看看有多少身體內的器官系統受焦慮所影響。顯然，感到焦慮的人會經歷心神不安的狀態（一種情緒症狀）。但你是否也無法理性地思考呢？（一種心智症狀）你是否會心跳加速、手汗直冒呢？（一種生理症狀）或者，全部？

　　老實說，光是看著上述的描述就會讓人感到焦慮了！但有一點相當重要，就是對於預期上，精油擴香能帶給我們的撫慰效果保持務實的態度。雖然下述的配方對於撫平焦慮有很不錯的實績，但請謹記在心，它們並不對所有人都有效果。

單方精油

◆ 羅勒 ◆
◆ 佛手柑 ◆
◆ 黑雲杉 ◆
◆ 肉桂 ◆
◆ 乳香 ◆
◆ 神聖羅勒 ◆
◆ 薰衣草 ◆
◆ 檸檬 ◆
◆ 檸檬香茅 ◆
◆ 甜馬鬱蘭 ◆
◆ 薄荷 ◆
◆ 松樹 ◆
◆ 玫瑰 ◆
◆ 迷迭香 ◆
◆ 穗甘松 ◆
◆ 甜橙 ◆
◆ 香莢蘭 ◆
◆ 伊蘭伊蘭 ◆

注意事項

　　如果你經驗過伴隨著焦慮而增加的生理壓力，或是徹底的恐慌發作，擴香這些精油配方可能無法完全地處理這個問題，應該尋求其他的解決方案。

❧ 在焦慮與辭職間搖擺不定 ❧

這是多麼令人感到精疲力竭的狀況啊！使用這個配方幫助你平衡你的情緒狀態吧！

配　方　1 ◆ 檸檬香茅：5～8 滴

◆ 神聖羅勒：1 滴

◆ 薰衣草：1 滴

配　方　2 ◆ 甜馬鬱蘭：5 滴

◆ 佛手柑：1 滴

◆ 伊蘭伊蘭：1 滴

擴香方式 ◆ 霧化擴香儀：在剛起床時及入睡前，用霧化擴香儀擴香配方數分鐘。

檸檬香茅具有所有柑橘（類）精油都富含的開心、振奮人心的調性，既能讓人平衡身心，也能讓人扎根接地。另外也可以考慮使用香蜂草，它也被稱作檸檬香脂。雖然香蜂草被證實說能夠有效處理焦慮狀況，但這支精油的價格可是高到令人不可置信的地步。你可以考慮飲用香蜂草茶作為替代，特別是用新鮮的香蜂草所沖泡成的茶。

❧ 社交焦慮 ❧

這個配方對於幫助人們在社交場合中感到更加自在有很好的成功紀錄。

配　　　方 ◆ 羅勒：4 滴

◆ 佛手柑：3 滴

◆ 薰衣草：1 滴

擴香方式 ◆ 隨身式擴香配件：任何可以讓你帶進會使你感到焦慮的活動或情境的隨身式擴香配件，都會對你非常有幫助。你可以試試香氛項鍊或是放在小玻璃瓶中的嗅鹽。

社交焦慮是非常個人化的經驗，所以你可能希望透過實驗找出能夠撫慰你的精油。對許多人而言，尤其是男性，香莢蘭和肉桂的組合似乎十分有效。另外，加入薰衣草或玫瑰在這類配方中也是一個很棒的選擇。

- ◆ 霧化擴香儀：如果隨身式擴香配件不是一個很好的選擇，或許可以在參加社交活動前，使用霧化擴香儀擴香這個配方。
- ◆ 車用插頭式擴香器：另一個不錯的選項是，在前往活動的路途上，在你的車中擴香這個配方。

❧ 焦慮症 ❧

當你正在經驗焦慮症時，特別是讓你感到你可能已經無法再處理熟悉的資訊時，這個配方能夠讓你冷靜下來並恢復精神。（你也可以參照第 108 頁，「腦霧」）

如果你不喜歡特定配方中的某支精油，就不要使用它。

配　　方 ◆ 乳香：5 ～ 8 滴

　　　　 ◆ 薄荷：1 滴

　　　　 ◆ 迷迭香：1 滴

擴香方式 ◆ 隨身式擴香配件：不論何時，在你需要的時候用來澄澈你的思緒。

　　　　 ◆ 霧化擴香儀：在出現跟精神壓力相關的首要徵候時使用。

　　　　 ◆ 車用擴香器：如果開車會惡化你的焦慮狀況。

❧ 焦慮所致的無歸屬感 ❧

有時候我們就只是想要從導致焦慮的處境中飄離，「抽離」是我們身體在對抗創傷或是壓力的自我防衛。當無法以失蹤逃離作為應對的選項，使用這個配方能夠幫助你好好扎根在身體之中。

松樹將能量循環回身體中，所以它可能有助於那些會讓你感到精疲力竭的失衡狀況。

配　　方 ♦ 松樹：10 滴

　　　　　♦ 佛手柑：2 ～ 4 滴

　　　　　♦ 甜橙：2 滴

擴香方式 ♦ 霧化擴香儀：定期使用以幫助你減少抽離退縮的可能性。

| 提升療效 | 試試看加入我最喜歡的接地精油—岩蘭草。你可以單獨使用它或是將它和上述配方結合使用在溫水（非熱水）足浴中。許多人告訴我說，聞到這支泥土氣味濃厚的精油香味時，他們能夠感覺他們自身向下回歸到身體之中。然而，它相當的黏稠，所以無法使用在霧化擴香儀之中。

❧ 焦慮所致的失眠症 ❧

　　沒有任何事物能像焦慮一樣，一直讓你保持清醒。這個配方能夠幫助你減少焦慮感、引導你入眠。（你也可以參照第 127 頁，「睡眠障礙」）

配　　方 ♦ 甜橙：10 滴

　　　　　♦ 薰衣草：3 滴

　　　　　♦ 穗甘松：1 滴

> 穗甘松對於睡眠問題非常有幫助；它是少數我認為具有相當鎮靜效果的精油之一。

擴香方式 ♦ 將棉球放在你的枕頭附近，或是將它塞在枕頭套的角角當中。

　　　　　♦ 加濕器或超音波擴香儀，如果乾燥空氣是讓你失眠的原因之一，會特別有效。

❧ 因情緒紊亂而興起的焦慮 ❧

當你因為一個充滿情緒的壓力環境而感到焦躁不安時，這個配方具有很好的提鎮精神的效果。但不要太常使用它，否則，過一段時間後，它會變得沒那麼有效。

在中醫學上，焦慮被視為因缺乏對「道」（個人生命的開展方式）的信任而起的表現，冥想或是專注在「信任」也可能對焦慮有所助益。

配　　方 ♦ 檸檬：10 滴

♦ 甜馬鬱蘭：5 滴

♦ 羅勒：3 滴

擴香方式 ♦ 隨身式擴香配件：在需要的時候吸嗅嗅鹽或是聞香棒。

腦霧

有些時候，我們需要絕對清晰的思考和反應能力，舉例來說，在緊急事故發生或是我們正在接受考試時。在這些狀況中，身體的自然反應是製造可以增加大腦血流量的腎上腺素，增強我們大腦的運作效率。某些特定的精油也一樣具有促進大腦血液循環的功效。

俗稱的「腦霧」的成因，主要是和消化系統的失衡有關。有時候，只要強健我們的消化功能就能夠解決這個問題。可以考慮補充具有消化酵素的營養補充品，或單純改變飲食習慣，攝取容易消化的食物。

感覺精疲力竭被證實會降低大腦的效能（見下方的訊息欄）。不用多說，缺乏睡眠的最佳治療就是睡覺，但在那些我們無法選擇好好睡個一覺，而且需要清晰的思考能力的時候，這裡所列的配方可以讓你在得以好好休息前，幫助你完成那些代辦事項。（可參見第 127 頁「睡眠問題」）

研究綜述

在二〇〇〇年於《職業及環境醫學期刊》發表的一篇研究顯示，在不眠不休持續活動 17 ～ 19 個小時後，39 位研究個案的認知功能和運動表現和當他們血液中含有 0.05% 酒精濃度時的表現相同或更差。再增加他們的無睡眠時間後，他們的表現變成和血液中酒精濃度為 0.1% 時相同。

❀ 醒腦 ❀

這個配方的作用在增加血液循環及喚醒我們的感官感受。

配　　方　◆ 檸檬：5 滴

　　　　　◆ 迷迭香：5 滴

　　　　　◆ 薄荷：1 滴

當擴香的時間太久時，精油會失去它的效用。所以，務必間歇性地循環使用霧化擴香儀。

擴香方式　◆ 在需要清晰思緒的場所，使用霧化擴香儀。

❀ 舒緩腸胃道以澄澈思緒 ❀

這些精油的食物形式都可以讓我們的餐點變得更容易消化。吸嗅這些精油可以誘使消化食物所需的酵素分泌。

配　方 1　◆ 黑胡椒：1 滴

　　　　　◆ 荳蔻：1 滴

　　　　　◆ 甜茴香：1 滴

荳蔻種子在許多不同文化的傳統習俗中，都被用來改善消化道失衡的狀況。

配　方 2　◆ 薄荷：5 滴

　　　　　◆ 羅勒：3 滴

　　　　　◆ 迷迭香：1 滴

擴香方式　◆ 嗅鹽或是聞香棒：在用餐前吸嗅這個配方以幫助你消化食物。

| 外用治療 | 上述配方非常適合局部塗抹使用。有一個安全又有效的作法是，將這個配方和基底油（譬如說橄欖油）一同調和。調和比例為 2 滴配方精油兌上 1/4 茶匙（1 毫升）基底油。接著將少量的調和油塗抹在肋骨正下方的肚皮上，即我們的橫膈膜處。

❀ 扎根接地 & 專注 ❀

當你因為和你的身體失去連結（未接地）而失去專注力時，試試這個配方吧！

配　　方 ◆ 乳香：5 滴

◆ 岩蘭草：3 滴

◆ 佛手柑：1 滴

擴香方式 ◆ 當你一注意到你正與生命失去連結時，就立刻使用風扇式擴香儀擴香。

◆ 足浴：因為我們的主要訴求是要讓自己穩穩接地，所以我們可以藉由治療雙腳來治療身體的其他部位。

因為岩蘭草精油比較黏稠，可能會堵塞霧化擴香儀，要避免將它或含有岩蘭草的複方精油使用在霧化擴香儀中。

憂鬱症 & 躁鬱症

「憂鬱症」是一個不太妥當的分類概括，因為有數以萬計的症狀表現會在這段過程中顯現。在我臨床執業的過程中，我從未見過兩位以一模一樣的方式經歷憂鬱狀況的個案。但一般而言，大部分和憂鬱症或躁鬱症抗戰的人，都會對精油所帶來的心靈療效心懷感激。你在治療任何狀況的時候，你必須謹慎選擇所使用的精油，因為有些傳統上標榜具有「提振精神」效果的精油，反而可能導致相反的效果。選擇上，還是根據你自身使用精油的經驗為主。如果某個香味會讓你想起悲傷或是創傷的經驗，你可能就不會覺得它能夠提振你的精神。

香蜂草（檸檬香脂）可能是最為人所知，也是有最多研究證實說可以改善憂鬱狀況的精油，特別是針對躁鬱症的憂鬱期。但也有其他許多精油可以幫助那些受憂鬱所苦的人，讓他們感到身心更加平衡。

注意事項：幾乎所有的柑橘類精油，只要使用小劑量就能夠提振我們的心情；但如果使用到更多的量，它們可能會帶來鎮靜的效果。

單方精油
◆肉桂◆
◆乳香◆
◆薑◆
◆薰衣草◆
◆檸檬◆
（或任何柑橘類精油）
◆檸檬香茅◆
◆山雞椒◆
◆香蜂草◆
◆祕魯香脂◆
◆檀香◆
◆香莢蘭◆
◆岩蘭草◆
◆伊蘭伊蘭◆

𝕰 接地、定心 & 提振精神 𝕰

下面的配方都各含有一種大家熟知能夠提升能量的精油，一種能夠讓你與身體重新連結的精油，以及一種能夠讓注意力集中的精油。

配　方 1 ◆ 乳香或檀香：3 ～ 8 滴

　　　　　◆ 檸檬香茅：3 ～ 5 滴

　　　　　◆ 岩蘭草：1 滴

配　方 2 ◆ 薰衣草：1 ～ 3 滴

　　　　　◆ 薑：1 滴

　　　　　◆ 伊蘭伊蘭：1 滴

因為乳香精油（或是我們從乳香萃取出的樹脂）曾經被用在宗教儀式以及靈性修練上很長一段時間，所以只要一聽見或是看見「乳香」這兩個字，就能夠讓世界上許多不同文化的人產生欣喜若狂的感覺。

擴香方式 ◆ 香氛首飾：我很喜愛將配方1使用在可以配戴的香氛首飾中，因為這是能夠讓大部分的人都能感到愉悅的清淡香氣，不太會打擾周遭的人們。

　　　　　◆ 聞香棒：如果你比較喜歡一個人享受這具有療癒力的香氣，聞香棒是一個很好的替代方案；只要你有需要，你可以隨時拿起聞香棒感受這香氣。

　　　　　◆ 陶瓦圓盤：將它置放在溫暖的場所，以和緩地擴香你的空間。

𝕰 思鄉情懷 𝕰

當你感到有點想家的時候試試看這個配方吧！例如在你出外旅行的時候。這些香味會讓很多人聯想起家的舒適感。

配　　方 ◆ 肉桂或是甜橙：1 滴

　　　　　◆ 祕魯香脂：1 滴

　　　　　◆ 香莢蘭：1 滴

你可以使用1滴高品質的香莢蘭萃取物，替代「思鄉情懷」配方中的香莢蘭精油。

擴香方式 ♦ 隨身式擴香配件：香氛項鍊或嗅鹽讓你不管到何處，都能夠享受
香氛的美好。

| **香蜂草的使用選項** | 　雖然香蜂草（檸檬香脂）是眾所皆知能夠有效治療憂鬱症
的精油之一，但相當不幸地，它的價格難以置信地昂貴。然而，如果你相當幸運，
就近有調劑藥局，可能就有機會買到稀釋過的香蜂草精油。實際上，許多研究指
出，這支精油在 1：99 的極低濃度下效果是最好的。

或者，你可以用盆栽在住家周圍種植香蜂草，尤其是在門邊或是窗戶邊；當你走
過這些盆栽時，你的體溫以及行動會將這香氣帶進屋子裡面。你還可以摘下一些
新鮮的葉片來泡茶，如此一來，即使不用花大錢，你也能夠同樣享受到香蜂草所
帶來的身心靈平衡益處。務必要將香蜂草種植在盆栽裡，否則香蜂草將瞬間遍布
你的花園！

疲勞 & 體力低下

單方精油

◆ 羅勒 ◆

◆ 佛手柑 ◆

◆ 黑胡椒 ◆

◆ 黑雲杉 ◆

◆ 荳蔻 ◆

◆ 胡蘿蔔籽 ◆

◆ 絲柏 ◆

◆ 永久花 ◆

◆ 神聖羅勒 ◆

◆ 杜松漿果 ◆

◆ 檸檬 ◆

◆ 檸檬香茅 ◆

◆ 薄荷 ◆

◆ 松樹 ◆

◆ 玫瑰天竺葵 ◆

◆ 迷迭香 ◆

只有極少數的人具有可以無限充填的能量，尤其在最近幾年，我們擁有太多的選擇機會，讓我們的生活變得壅塞並因此感到精疲力竭。有些人發現他們不太容易早起，而其他人發現他們只要一到下午就會感覺能量耗盡，特別是在中午吃了一頓大餐之後。此外，我們喜歡在世界各地旅遊的嗜好，提供了許多打亂我們生理時鐘的機會，進而影響我們的睡眠和導致疲勞等普遍化的狀況。

規律地好好吃飯、好好睡覺，在忙碌的一天中找些時間讓自己休息，這樣的日常慣例能夠幫助你改善能量失衡的狀況，就算不太可能每天都維持這樣的日常習慣也沒關係。當你發現你需要更多的能量時，可以考慮這些精油和配方。我所提供的配方都能夠在你需要的時候給予你支持與力量。

✥ 提神 ✥

在你嘗試這個配方時，你可能才剛放棄咖啡沒多久！這個配方十分有助於讓你的血液幫浦一大清早就開始流動循環。

我的某一位摯友曾經用霧化擴香儀擴香「提神」，她使用計時器設置擴香時間，在她的鬧鐘停止前一分鐘釋放這道香氣。這個配方除了幫助她能夠在醒來時感到充滿活力外，通常也可以讓她在刺耳的鬧鐘聲響起前就關掉鬧鐘，讓她得以透過更加平靜、舒緩的方式迎接一天的開始。

配　　　方 　◆ 佛手柑：3 滴

　　　　　　◆ 黑雲杉：1 滴

　　　　　　◆ 永久花：1 滴

擴香方式 　◆ 淋浴：在早上的時候淋浴，並在濕毛巾上滴上數滴配方精油，然後將毛巾對折，如此一來，精油就不會直接接觸到你的皮膚。接著，快速地用毛巾輕拭全身，以確保精油可以均勻地擴散開來。

❧ 午睡症候群 ❧

　　當我們享用完午餐後，身體會將大部分的能量移送到消化系統，並在數小時後讓能量驟降。為了保有高度的工作活力，在你的四周擴香這個配方吧！

配 方 1 　◆ 檸檬或是檸檬香茅：5 ～ 8 滴

　　　　　◆ 羅勒：1 滴

　　　　　◆ 迷迭香：1 滴

配 方 2 　◆ 薄荷：1 滴

　　　　　◆ 松樹：1 滴

　　　　　◆ 迷迭香：1 滴

> 如果你想要在公共場所擴香，可以考慮使用薄荷精油！在我多年來的精油擴香經驗中，我從未因薄荷產生任何不適的反應。

擴香方式 　◆ 霧化或是超音波擴香儀：在擴香之前，請先確認和你共享同一空間的人們都同意與你一同享受香氛！

　　　　　◆ 被動式擴香：這或許是在公共的工作場所中擴香的最好方式，因為被動式擴香的持續時間通常非常剛好，既不會讓人感到難以忍受又能夠達成我們所要的效果。

　　　　　◆ 聞香棒：每 5 分鐘吸嗅一次，直到你感覺你的活力重新燃起。

❧ 戰勝時差 ❧

　　雖然沒有精油具有可以矯正生理時鐘紊亂的情況，但在飛行途中使用這些精油的話，可以幫助你在抵達時，感到輕鬆自在並降低你的疲勞感。

配　　方 ◆ 絲柏：3 滴

　　　　　◆ 玫瑰天竺葵：3 滴

　　　　　◆ 永久花：1 滴

擴香方式 ◆ 精油噴霧：你可以在飛機裡使用小型噴霧瓶，以便偷偷地將精油噴在你的衣服上。

　　　　　◆ 隨身式擴香配件：嗅鹽雖然也不錯，但使用聞香棒可能更為低調。

當你在飛機上打開通風口時，在你的指尖滴上 1 滴薄荷精油。這個小動作既可以讓你重返活力，又能夠幫助你對抗任何經由機內循環空氣，所傳播的微生物。

❧ 戰勝時差 ❧

　　雖然沒有精油具有可以矯正生理時鐘紊亂的情況，但在飛行途中使用這些精油的話，可以幫助你在抵達時，感到輕鬆自在並降低你的疲勞感。

配　　方 ◆ 絲柏：3 滴

　　　　　◆ 玫瑰天竺葵：3 滴

　　　　　◆ 永久花：1 滴

擴香方式 ◆ 精油噴霧：你可以在飛機裡使用小型噴霧瓶，以便偷偷地將精油噴在你的衣服上。

　　　　　◆ 隨身式擴香配件：嗅鹽雖然也不錯，但使用聞香棒可能更為低調。

當你在飛機上打開通風口時，在你的指尖滴上 1 滴薄荷精油。這個小動作既可以讓你重返活力，又能夠幫助你對抗任何經由機內循環空氣，所傳播的微生物。

❧ 克服宿醉 ❧

　　這個配方的主要作用是幫助清除肝臟中的毒素，但它也能夠讓那些宿醉造成的不適症狀減少。

配　　方 ◆ 荳蔻：3 滴

　　　　　◆ 胡蘿蔔籽：1 滴

　　　　　◆ 杜松漿果：1 滴

胡蘿蔔籽和肝臟有很強的親和力，可以幫忙清除體內毒素。

擴香方式 ◆ 淋浴：加入 1～3 滴配方精油到濕毛巾中，然後將毛巾對折，如此一來，精油便不會直接接觸到你的皮膚。接著，用毛巾溫柔地按壓你的上半身，然後將它放在你的臉上以吸入精油分子。

　　　　　◆ 霧化擴香儀：如果走到浴室淋浴對你來說相當艱難，那就使用霧化擴香儀擴香。保險起見，你可以將配方放在觸手可及的地方，這樣當你清醒的時候，你就能夠立刻感受精油擴香帶來的效果。

❧ 增強耐力 ❧

　　黑雲杉讓能量流動的方式是獨一無二的。它會藉由激活腎上腺以生成更多能讓你清醒過來的賀爾蒙。但可不要使用過頭，不然你可能會逐漸對配方產生依賴性。

配　　方 ◆ 黑雲杉：3 滴

　　　　　◆ 絲柏：3 滴

　　　　　◆ 檸檬香茅：1～3 滴

如同吸入清新的空氣一般，絲柏的水果香甜氣味可以讓變得遲鈍的頭腦重新運作。

擴香方式 ◆ 香氛項練：在這個情況下香氛項練可能是最好的擴香選擇，當你感到活力低下時，你可以從香氛項練中獲得精油的力量。務必在

需要時才將項鍊佩戴起來，不然它的效果會一直持續下去！

♦ 在工作滿檔的時候，將超音波擴香儀放在工作場所的桌子上擴香。

♦ 精油噴霧：你可以攜帶小瓶的精油噴霧到任何會榨乾你能量的場
合中。將配方精油加進少量的水中，然後要記得先大力搖晃噴霧
瓶之後再使用。

❖ 專注力 ❖

當你疲累到無法完成任何事的時
候，這個配方可以幫助你將注意力集中
到手邊的工作上。

像佛手柑一樣的柑橘類精油在大量使用
下，可能會有鎮靜安眠的效果，但若是
謹慎地使用的話，它會帶來提振精神的
效果。為了只獲得其提振精神的好處，
每次不要使用超過 5 ～ 8 滴的柑橘類精
油，並且只擴香一小段時間就好（最多
10 ～ 15 分鐘）。

配　　方 ♦ 神聖羅勒：3 ～ 5 滴

♦ 佛手柑：1 滴

♦ 迷迭香：1 滴

擴香方式 ♦ 霧化擴香儀：如果你的工作範圍只在獨立房間裡的話，很適合使
用它。

♦ 聞香棒：如果你的工作需要到處移動才能夠完成，可以用聞香棒
隨身攜帶這充滿能量的香氣，然後在你需要時吸嗅它。

♦ 精油噴霧：加入完整的配方到 1/4 量杯（60 毫升）的蒸餾水中，
以製作能夠提神的精油噴霧。

性慾低下

　　沒有事情能像精疲力竭、擔心或是壓力一樣，讓浪漫的夜晚變得一團混亂。最好的解決方法就是藉由增加性慾為美好的夜晚作準備！

　　在夜幕升起前好好地休息，或是放鬆地泡澡（但是不要使用太熱的水，它可能反而會讓你感到疲憊）。短暫的冥想可以幫助你覺察到任何你在無意識下背負的壓力。飲食的部分務必適量並且避免過量的酒精攝取。除此之外，可以考慮擴香精油以幫助你重整心情。

　　和喜悅、放鬆這樣的正向情緒連結在一起的精油最能達到效果。但請記住，有些能喚醒正向情感的特定香氣，在這樣的情況下或許不是一個太好的選擇——如果玫瑰的香氣會讓你想起你的祖母，請將這味道隔絕在臥室之外！

單方精油

◆ 荳蔻 ◆
◆ 雪松 ◆
◆ 肉桂 ◆
◆ 快樂鼠尾草 ◆
◆ 乳香 ◆
◆ 薑 ◆
◆ 葡萄柚 ◆
◆ 茉莉 ◆
◆ 橡木苔 ◆
◆ 廣藿香 ◆
◆ 玫瑰 ◆
◆ 玫瑰天竺葵 ◆
◆ 檀香 ◆
◆ 香莢蘭 ◆
◆ 岩蘭草 ◆
◆ 伊蘭伊蘭 ◆

激發性趣

　　雖然我們就是喜歡我們所愛的那些事物，但有些香氣不分種族或國家，會比較常使用在男性配方中，而有些精油則是比較常使用在女性配方中。長久以來香氣的連結是如此地強烈，那些過去的回憶，至今仍在我們選擇能夠吸引自己，或讓自己提振精神的香氣時扮演要角！請用這裡所列的精油盡情實驗，以找到最能夠刺激自己和伴侶情慾的精油。

◆ 男性的香氣：荳蔻、肉桂、橡木苔、香莢蘭
◆ 女性的香氣：快樂鼠尾草、茉莉、玫瑰、玫瑰天竺葵、伊蘭伊蘭
◆ 中性的香氣：雪松、乳香、廣藿香、檀香

❧ 感到自在舒適 ❧

　　這個配方據說可以引出內在的安全感以及舒適感。所以，如果不安全感阻擋著你的性欲，就試試這個配方吧！

配　　方 ◆ 香莢蘭：3 滴

　　　　　 ◆ 肉桂：1 滴

　　　　　 ◆ 伊蘭伊蘭：1 滴

> 你可以使用 1 滴高品質的香莢蘭萃取液，取代「感到自在舒適」配方中的香莢蘭精油。

擴香方式 ◆ 加熱式擴香：這個配方很適合用加熱的方式擴香，其飄逸出來的氣味就像飄進屋子中的烘焙香氣。

❧ 回歸於身體 ❧

　　如果你的頭腦變得無法運作，或是沉陷在某個情緒狀態中，讓好好感受自己的身體這件事變得十分困難時，這個配方可以幫助你找回專注力。要特別注意，它具有某些人可能不太喜愛的麝香氣味，所以在你進到臥室前，請先實驗一下這個香味是否彼此都可以接受。此外，務必在確定使用前幾分鐘才調配這個配方，如此一來，這個香氣就只會和身體的再感受（return to sensation，同步化的一種）相連結。

配　　方 ◆ 荳蔻：3 滴

　　　　　 ◆ 岩蘭草：3 滴

　　　　　 ◆ 廣藿香：1 滴

> 在「回歸於身體」配方中，可以使用橡木苔作為岩蘭草的替代。但請記住，橡木苔具有濃厚的大地氣息，有些人可能會覺得這味道有點過分濃烈。

擴香方式 ◆ 加熱式擴香：來自燃燭式薰香台或是融蠟擴香儀的微熱，會幫助釋放這香氣並重整我們的心情。

　　　　　 ◆ 風扇式擴香儀：這類的擴香儀，是擴香質地較黏稠的精油（如岩蘭草）的絕佳選擇，因為這些精油很可能會造成霧化擴香儀的阻塞。

⚜ 遠離擔憂 ⚜

　　一整天所累積下來的心理壓力，在我們認為已經放下它們之後，仍會在心中徘徊一段時間。讓心情產生愉悅感的精油，可能正是幫助你將那些壓力完全拋在腦後的小天使。

配　　方 ◆ 檀香：3～5 滴
　　　　　 ◆ 茉莉或伊蘭伊蘭：1 滴
　　　　　 ◆ 玫瑰：1 滴

> 許多人發現玫瑰具有定心、平靜以及提振精神的效果，有些人則說玫瑰會讓我們的心靈扎根接地。因它溫暖、保濕的特性，它經常會使用在調節情慾的配方中。

擴香方式 ◆ 霧化擴香儀：在一天的最後，擴香配方數分鐘，以幫助你放鬆。
　　　　　 ◆ 沐浴鹽：將 3 滴配方精油和一手掌的鹽巴混和在一起，然後在你坐進浴缸之後，將沐浴鹽倒入泡澡水中。

⚜ 助性 ⚜

　　葡萄柚具有讓人恢復活力的效果，薑和肉桂則是能夠增加身體的血液流動，並可能因此增加愛撫時的感受度。

配　　方 ◆ 葡萄柚：5 滴
　　　　　 ◆ 肉桂：1 滴
　　　　　 ◆ 薑：1 滴

> 葡萄柚精油十分清晰且非常能夠振奮人心，而且，其味道不會過於濃烈，讓人無法忍受。

擴香方式 ◆ 在臥室或任何可能會發生前戲的場所使用霧化，或是風扇式擴香儀。
　　　　　 ◆ 全身浴：在進到浴缸之後，只要加入 1 滴配方精油到水中！當精油一接觸到水面，它就會開始四處擴散。但即使如此，加入精油之後才坐進浴缸中，還是有可能會燙傷我們較敏感的身體組織。我們的意圖是要讓敏感帶變得更敏銳，而不是讓它受傷。

| **外用治療** | 　在將「助性」配方加進擴香器之前，先加入數滴精油到你接下來要使用的按摩油中。

❧ 找回快樂 ❧

　　如果你沒有使用你的性欲，那你就會失去它。這聽起來可能是件好事，或不那麼好的事。如果當我們不再需要性欲，它的消失可能對我們來說是件好事。但如果讓你享受性快感的機會再次重返你的生命中，但你的性欲卻已經消失，請考慮使用這個配方，最好是能夠和其他能夠喚醒你身心感受的技巧一同使用。

配　　方 ◆ 玫瑰天竺葵：3 滴

　　　　　◆ 快樂鼠尾草：1 滴

　　　　　◆ 茉莉：1 滴

> 我們所知最能夠讓人產生愉悅感的花朵類香氣——茉莉，其在漫長的歷史以來，經常用於加強人類的性感受。

擴香方式 ◆ 隨身式擴香配件：在你需要

　　　　　或想要的時候使用它！可以試試香氛項練或是聞香棒。

| **外用治療** | 　加入 1 滴肉桂精油（不可再多）到 1 大匙（15 毫升）的椰子油中，並將它局部抹在敏感帶上。請小心使用！最好先在內側大腿執行貼膚測試。因為有些精油可能會讓乳膠分解，如果你使用的是乳膠製的保險套，請特別注意。

不知所措

不知所措（Overwhelm）是個很有趣的單字，語源於一個鮮少用到的單字 "whelm"，它的原意是「被淹沒」。當我們快要被煩悶的工作、排山倒海的思緒、擔憂或是恐懼給掩埋時，我們會感覺我們無法從這令人窒息的生活中逃脫出去。我們，不知所措。在大多數的情況下，我們會選擇暫時撤退，重新尋找資源並提升我們的能力，直到感覺我們能夠再次去面對這些議題，但有的時候，我們根本無法獲得足夠的休息重整時間。

這個章節所列出的精油和配方能以各種不同的方式協助你。它們或者給予你適當的支持，讓你能繼續堅持下去；它們或者提供你清晰的思緒，讓你得以客觀地評估應該去做什麼事；它們或者放鬆你的身心，讓你擁有可以面對後續挑戰的持久力。

對你而言，在這個時刻你可能需要一些想法引導你行動，但這些建議都應該要能夠幫助你度過各種不同的情境。

單方精油

當你沒有時間可以休息時：
- ◆ 黑胡椒 ◆
- ◆ 黑雲杉 ◆
- ◆ 冷杉 ◆
- ◆ 乳香 ◆
- ◆ 葡萄柚 ◆
- ◆ 永久花 ◆
- ◆ 檸檬 ◆
- ◆ 迷迭香 ◆
- ◆ 岩蘭草 ◆

當你有時間可以休息時：
- ◆ 藍艾菊 ◆
- ◆ 快樂鼠尾草 ◆
- ◆ 德國洋甘菊 ◆
- ◆ 薰衣草 ◆
- ◆ 玫瑰 ◆
- ◆ 玫瑰天竺葵 ◆
- ◆ 檀香 ◆
- ◆ 穗甘松 ◆
- ◆ 甜橙 ◆

❧ 完成工作長跑 ❧

在你感到快要失控，卻離完成眼前的工作還有一段距離時，可以試試這個配方。

配　　方　◆ 葡萄柚：10 滴
　　　　　◆ 黑雲杉：5 滴
　　　　　◆ 黑胡椒：3 滴

如果你正在參加馬拉松比賽，滴 1 滴此配方到面紙上，將它塞進衣服的褶邊，然後在需要的時候吸嗅。

擴香方式 ◆ 將霧化擴香儀使用在你的工作場所，或是任何你需要擁有動力的地方。

◆ 隨身式擴香配件：隨身攜帶嗅鹽或聞香棒讓，你在需要時可以使用。

❧ 獲取高分 ❧

這個配方特別適合用於念書的時候：只要一個吸嗅，就能夠澄澈昏脹的腦袋。

配　　方 ◆ 乳香：5 滴
◆ 檸檬：5 滴
◆ 迷迭香：3 滴

> 很少有香氣能用跟迷迭香一樣的方式提振我們的精神。迷迭香精油可以被考慮加進任何與認知系統相關的配方當中。

擴香方式 ◆ 嗅鹽：當你正在念書的時候，偶爾吸嗅含有這個配方的嗅鹽。在快要開始考試的時候，將裝有嗅鹽的小容器帶在你身邊——當你吸嗅它們時，你的大腦會想起你曾經學習過的資訊，因為這些資訊已經和香味連結在一起了！如果你擔心帶著一罐鹽巴進入考場會產生作弊的嫌疑，你可以改戴香氛項鍊作為替代方案。

❧ 戰勝渴求的慾望 ❧

如果你正試圖克服成癮的問題，感覺不知所措可能會讓你再次屈服於慾望之下。試著使用這個配方，讓你的信念決心變得更加堅定吧！

配　　方 ◆ 葡萄柚：8 滴
◆ 黑胡椒：5 滴
◆ 永久花：3 滴

> 需要更多戰勝成癮症狀的資源，見 95 ～ 99 頁。

擴香方式 ♦ 在你的家中使用霧化擴香儀擴香，以遏止那些渴求的慾望。

♦ 隨身式擴香配件：隨身攜帶嗅鹽或聞香棒，讓你在需要時都可以使用。

❧ 神清氣爽 ❧

這個讓人平靜定心的配方非常適合喜愛花朵的人。這個配方能夠幫助你放鬆，讓你可以在更加神清氣爽的狀態下，好好面對你明天的代辦事項。

配　　方 ♦ 檀香：3 ～ 5 滴

♦ 薰衣草：1 滴

♦ 玫瑰：1 滴

務必使用從合法栽植的檀香木中萃取的檀香精油。

擴香方式 ♦ 全身浴或是足浴：在你進入浴缸或是將腳泡在水中之後，才加入數滴配方精油，以讓你能夠確實從經溫水擴散的香氣分子中獲得益處。

❧ 休息與更新 ❧

睡眠不一定總是能讓我們感到煥然一新，特別是在我們心中堆滿了一堆念頭的時候。這個配方可以放鬆你的身體，讓身體能夠在夜晚中好好修復。

配　　方 ♦ 甜橙：3 滴

♦ 黑胡椒 2 滴

♦ 穗甘松：1 滴

甜橙精油會將能量向上牽引並且會相對促進向下的能量流動。它一開始的能量流會讓我們提振精神，而後續的反向流動則能夠幫助我們放鬆。因此，根據它的使用劑量及暴露時間，甜橙精油可能會產生提振精神和鎮靜安眠這兩種相反的效果。

擴香方式 ♦ 霧化或是風扇式擴香儀：在任何你能夠休息片刻以讓自己放鬆及重新充電的時候使用擴香儀，或是入夜休息時在臥室使用。當你正在房間裡時，最多讓擴香儀運轉 15 分鐘，但如果你是在要上床睡覺前使用它，請試圖在入睡前至少擴香配方 30 分鐘，讓甜橙精油能將它的效果從提神轉到鎮靜安眠。

♦ 全身浴或是足浴：在你進入浴缸或是將腳泡在水中之後，才加入數滴配方精油，讓你能夠確實從經溫水擴散的香氣分子中獲得益處。

❧ 思考重啟 ❧

當大腦開始變得無法運作並且需要休息的時候，試試這個配方。它會讓思考變得輕而易舉！

配　　方 ♦ 乳香：3 ～ 5 滴

♦ 檸檬：1 ～ 3 滴

♦ 迷迭香：1 滴

如果你不喜歡特定配方中的某支精油，那就將它從配方中刪掉。

擴香方式 ♦ 加熱式擴香：這個香氣十分適合乘著熱能四處飄溢。

♦ 隨身式擴香配件：你可以攜帶或配戴隨身式擴香配件，讓你在需要時能隨時使用。

睡眠問題

　　當睡眠時刻來了又去，而且全世界都已經沉沉睡去，為什麼你仍如此清醒？或者是，為什麼你在半夜 2 點醒過來，無法繼續入睡？夜晚為何會感覺如此漫長呢？

　　睡眠問題在所有層面上都令人感到精疲力盡。這些精油以及配方都是眾所皆知，能夠應付各式各樣讓我們遠離睡眠的狀況。有些精油使人平靜，而有些則真的具有鎮靜安眠的效果，但所有的精油都能夠完美地幫助我們讓眼皮沉沉閉上。

單方精油

◆ 乳香 ◆
◆ 薰衣草 ◆
◆ 甜馬鬱蘭 ◆
◆ 紅桔 ◆
◆ 羅馬洋甘菊 ◆
◆ 玫瑰 ◆
◆ 檀香 ◆
◆ 穗甘松 ◆
◆ 甜橙 ◆
◆ 岩蘭草 ◆

擁有美好睡眠的小祕訣

　　當我們在建立正常的睡眠周期時，我們通常是自己最大的敵人。除了透過精油擴香幫助睡眠以外，你也可以考慮以下這些對睡眠有所助益的策略：

◆ 至少在睡前 1 小時內，避開 3C 螢幕，像是電視、電腦、手機、平板電腦以及電子書等。從這些螢幕散發出的光會干擾負責掌管睡眠的褪黑激素的週期循環，而且螢幕中的內容通常帶有刺激性，會讓負責興奮的交感神經活躍。

◆ 至少在睡前 1 個小時中，停止攝取刺激性的食物，尤其是糖類。

◆ 在晚上只使用柔和、溫暖的燈光照明。

◆ 試著阻絕所有會進到臥室中的光線

◆ 設定規律的入睡時間，即使無法立刻入睡也堅持下去。你可以休息、冥想、觀想放鬆或是數羊，以幫助你沉沉睡去！

◆ 複述肯定句以消散那些可能會導致你失眠的負面思緒。

❧ 放鬆入睡 ❧

這個配方對於放鬆導致你無法入眠的身體緊繃非常有幫助。

配　　方 ♦ 薰衣草：3 滴

♦ 甜馬鬱蘭：1 滴

♦ 羅馬洋甘菊：1 滴

> 羅馬洋甘菊和它住在德國的親戚不同，它在蒸氣蒸餾的過程中並不會轉變為藍色，所以顏色是能夠讓你分辨，你使用的是否為正確品種的最簡單方式。

擴香方式 ♦ 加濕器：因為身體緊繃可能和乾燥有所關連，加濕器可能是這種情況下的最佳選擇，因為它能夠同時帶來溫暖濕潤的空氣及美好的香氛。請在你要入睡之前，在床邊使用加濕器擴香數分鐘。

♦ 霧化擴香儀：入睡前 30 分鐘左右，在你的周圍擴香這個配方數分鐘。

♦ 全身浴：在入睡前好好享受溫水澡能夠確實幫助你的睡眠狀況。在你泡進溫水（不是熱水！）之後，才加入數滴配方精油，以讓你能夠確實從擴香的過程中獲得益處。

♦ 精油噴霧：將精油配方噴灑在臥室中或是床罩上。如果你要將它噴在紡織品上，請先在織物的角角上滴上精油，以確保精油不會讓織物染色。

♦ 棉球：加入 1 ～ 2 滴配方精油到棉球上，並將它塞進枕頭套的角落中。請確實將棉球放在枕頭套的另一端，不要讓它靠近你的眼睛。

| 提升療效 | 你可以依你所好，簡單製作或是精心設計自製的睡眠枕！先準備能夠有助於睡眠的植物草本配方，像是薰衣草、玫瑰花瓣、艾草、甜馬鬱蘭，以及／或是香蜂草。記得每次都要加入一小撮啤酒花，眾所皆知具有鎮靜安眠功效的藥草（現在你知道為什麼啤酒會讓人變得昏昏欲睡了吧！）。然後，將這些藥草和米糠混合在一起做成輕柔的枕頭，或是和亞麻籽混和在一起做成較重的枕頭。使用較小的布袋（或是替換用的枕頭套）裝入混和物並將它縫合起來。如果你要將精油加到枕頭中，務必將它放在角角處，如此一來，精油就不會在你睡覺時跑進你的眼睛裡面。

❧ 伴我入眠 ❧

這是我所知，具有最強鎮靜安眠效果的配方！

配　　方 ◆ 甜橙：8 ～ 10 滴

◆ 甜馬鬱蘭：3 滴

◆ 穗甘松：1 滴

> 穗甘松具有溫暖、保濕的特性，並會讓能量向下流動，是接地時不可或缺的精油之一，它對於改善睡眠疾患也相當有效。它也是少數我認為擁有強力鎮靜安眠效果的精油之一。

擴香方式 ◆ 霧化擴香儀：入睡前 30 分鐘左右，在你的周圍擴香這個配方數分鐘。

◆ 精油噴霧：將精油配方噴灑在臥室中或是床罩上。如果你要將它噴在紡織品上，請先在織物的角角上滴上精油，以確保精油不會讓織物染色。

◆ 棉球：加入 1 ～ 2 滴配方精油到棉球上，並將它塞進枕頭套的角落中。請確實將棉球放在枕頭套的另一端，不要讓它靠近你的眼睛。

❧ 一夜好眠 ❧

這個配方能夠為你帶來美夢並讓你遠離惡夢。

配　　方 ◆ 乳香：3 滴

◆ 玫瑰：1 ～ 3 滴

◆ 檀香：1 滴

> 數世紀以來，艾草的草藥、精油一直擔任著引導人入夢的腳色，但有些人發現，它會引導人進入非常強烈且鮮明的夢境，對於想要一夜好眠的人反而產生適得其反的效果！

擴香方式 ◆ 加濕器或是霧化擴香儀：在你計畫上床入睡前 30 分鐘，在你的周圍擴香這個配方數分鐘。

◆ 棉球：加入 1 ～ 2 滴配方精油到棉球上，並將它塞進枕頭套的角落中。請確實將棉球放在枕頭套的另一端，不要讓它靠近你的眼睛。

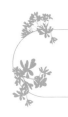

生殖系統的健康

停經

停經前後的過渡時期，其過程與機制可能相當複雜。所有具有一定年歲的女性都曾經歷這個過渡期，但是似乎沒有人的過渡期症狀和另一個人一模一樣。對某些人而言，月經週期的改變和緩且輕鬆，然而其他的女性則發現，她們在大量荷爾蒙轉換的後續效應下，真的感到十分痛苦。

更年期的不適狀況，主要和溫度調節、濕度調節，以及情緒起伏有所關聯。這裡列舉的精油和配方都能夠對這些情況有所幫助。

單方精油

◆ 月桂 ◆
◆ 胡蘿蔔籽 ◆
◆ 鼠尾草 ◆
◆ 絲柏 ◆
◆ 乳香 ◆
◆ 神聖羅勒 ◆
◆ 薰衣草 ◆
◆ 檸檬香茅 ◆
◆ 廣藿香 ◆
◆ 薄荷 ◆
◆ 玫瑰 ◆
◆ 檀香 ◆
◆ 穗甘松 ◆
◆ 甜橙 ◆

夜間盜汗

直到妳一個晚上因為全身泡在汗水中而四度醒來替換床單，才能理解到夜間盜汗是如何將妳搞得一團糟。這個配方具有冷卻及收斂的功效，並能夠幫助妳一夜好眠。

配　方 ◆ 檸檬香茅：3 ～ 5 滴

◆ 月桂：1 ～ 3 滴

◆ 薄荷：1 滴

檸檬香茅和檸檬一樣，具有冷卻及收斂的效果，但檸檬香茅主要是藉由讓液體擴散開來達到這個效果。（不同於檸檬讓組織結構變得更緊密的作用）

擴香方式　◆ 霧化擴香儀：入睡前 30 分鐘左右，在你的周圍擴香這個配方數
　　　　　　　　分鐘。

　　　　　　　◆ 聞香棒：將它擺在床旁邊，當你夜間醒來時就吸嗅聞香棒。

| 提升療效 |　妳可以考慮購買「涼感枕頭」。這些市售的產品能讓妳的頭部和頸
部後方保持涼爽。因為我們的主要溫度調節中樞就在後頸部的位置，涼感枕頭可
以確實幫助妳整夜都維持涼快的感覺。為了增加它的效果，妳可以噴灑夜間盜汗
配方在紙巾、化妝棉或是棉球上，然後塞在枕頭套的角邊。

❀ 尿失禁 ❀

　　當妳正在對付尿失禁 —— 通常出現在生產後，以及任何會造成腹內
壓上升（像是嚴重的咳嗽）的狀況中，妳可以試試看這個配方。

配　　方　◆ 絲柏：3 ～ 5 滴

　　　　　　◆ 神聖羅勒：1 ～ 3 滴

　　　　　　◆ 胡蘿蔔籽：1 滴

> 絲柏精油具有冷卻及收斂的
> 效果，因此，它能有效改善
> 泌尿系統的失衡狀況。

擴香方式　◆ 蒸氣坐浴椅：加入 3 ～ 5 滴配方精油到蒸氣碗盆中的水裡，然後
　　　　　　　　坐在上面至少 15 分鐘。你可以在一個月內每天重複 3 次，如果
　　　　　　　　沒有任何的改善，就停止使用它。

　　　　　　　◆ 淋浴：加入 1 ～ 3 滴配方精油到濕毛巾中，然後將毛巾對折，如
　　　　　　　　此一來，精油便不會直接接觸妳的皮膚。接著，在妳淋浴時，用
　　　　　　　　毛巾溫柔按壓妳的會陰部。

⋙ 熱潮紅 ⋘

如果妳會因為這些熱浪而突然讓生活行事停擺，妳可以考慮使用這個配方。

配　　方 ◆ 薰衣草：3 ～ 5 滴

　　　　　 ◆ 薄荷：1 ～ 3 滴

　　　　　 ◆ 快樂鼠尾草：1 滴

擴香方式 ◆ 精油噴霧：加入 2 ～ 4 大匙（30 ～ 60 毫升) 的完整配方到蘆薈汁或是蒸餾水中。在需要時，將它搖晃均勻後噴在妳的臉上或是身上。

　　　　　 ◆ 嗅鹽：隨身攜帶嗅鹽，並在需要時使用它。

快樂鼠尾草精油具有冷卻及保濕的效果，讓它非常適用於熱性、乾燥的狀況。它對於如熱潮紅般的荷爾蒙失調問題有顯著的效果。

注意事項

如果妳使用蘆薈汁稀釋，務必先使用妳的噴霧，或是浸泡過的化妝棉執行貼膚測試（patchtest），有些人會對蘆薈過敏並且感覺皮膚特別乾燥。

| 提升療效 | 將熱潮紅配方加進 2 大匙（30 毫升）的蘆薈汁或蒸餾水中。將化妝棉浸泡在上述的混合液中，接著將它們放進玻璃的儲存容器中，然後放入冰箱保存。當熱潮紅感覺快要發生或是馬上就要開始時，將這些化妝棉放在脖子後方。因為這些化妝棉也無法重複使用，所以盡可能事先將它準備妥當。

❧ 陰道乾燥 ❧

　　停經期間，雌激素的分泌會降低，所以可能會造成皮膚乾燥的狀況。雖然身體的任何部位都可能會有乾燥的狀況，但陰道乾燥會特別讓人感到不舒服。使用這個配方一段時間後，有助於增加陰道分泌液，潤滑並保濕陰道組織。它和下述的「性慾低下」配方一同使用，效果會相當好。

配　　方 ♦ 乳香：3 滴
　　　　　♦ 廣藿香：1 滴
　　　　　♦ 玫瑰：1 滴

> 廣藿香精油具有溫暖、保濕的特性，並會將能量牽引向內以幫助身體修復。

擴香方式 ♦ 蒸氣坐浴椅：加入 3 ～ 5 滴配方精油到蒸氣碗盆中的水裡，然後坐在上面至少 15 分鐘。你可以在一個月內每天重複 3 次，如果沒有任何的改善，就停止使用它。
　　　　　♦ 淋浴：使用數滴配方精油在濕毛巾中，然後將毛巾對折，如此一來，精油便不會直接接觸妳的皮膚。接著，在妳淋浴時，用毛巾溫柔地按壓妳的陰阜。

❧ 性慾低下 ❧

　　停經之後，令人難過地，女性不單只因陰道乾燥這個問題喪失性行為的慾望，性慾經常隨著荷爾蒙的變化而起伏不定。這個煽情並具有異國情調的配方，已經幫助了無數的女性憶起沉浸在情慾之中的愉悅美好感受。

配　　方 ♦ 檀香：3 滴
　　　　　♦ 快樂鼠尾草：1 滴
　　　　　♦ 玫瑰：1 滴

> 玫瑰精油因為具有溫暖、保濕的特性，經常會調配在促進情慾的配方中。

擴香方式 ♦ 超音波或是霧化擴香儀：想要展開一段親密關係前 30 分鐘，在
妳的周圍擴香這個配方數分鐘。

♦ 香氛項練：當妳準備好與愛人相會時，戴上妳的香氛項練吧！體
熱會幫助香氣釋放，讓妳想起接下來會有什麼美好的體驗發生。

❧ 不寧腿症候群 ❧

不寧腿症候群是另一個讓人非常不舒服的經
驗，而且它通常會在妳剛要進入夢鄉時來敲門。務
必在妳準備要關燈入睡前 30 分鐘擴香這個配方。

配　　方 ♦ 薰衣草：3 ～ 5 滴

♦ 快樂鼠尾草：1 ～ 3 滴

♦ 甜橙或穗甘松：1 滴

擴香方式 ♦ 霧化擴香儀：入睡前 30 分鐘左右，在
你的周圍擴香這個配方數分鐘。

不寧腿症候群通常和鎂離子低下（一種讓人放鬆的礦物質），以及出人意料地，鈣離子低下兩者連結在一起（鈣離子在身體中大部分的功能是幫助各種組織產生收縮作用）。如果你補充其中任何一種礦物質後，不寧腿症候群仍未見改善，那就試著補充另外一種。

| 外用治療 | 這個不寧腿症候群配方，也可以加進像是椰子油這類的基底油中，
然後將它直接塗抹在雙腳上使用。調配的比例為，1 滴配方精油兌上 1/4 茶匙（1
毫升）基底油。

亂經

令人遺憾的是，亂經這個現象似乎在現代已成為一種常態。有些研究者相信，造成此現象的罪魁禍首和我們暴露在環境荷爾蒙的機會不斷上升有關，因為環境荷爾蒙和自然生成的雌激素十分相似，所以它會因此擾亂我們的內分泌系統。減少你暴露在塑膠製品以及合成香料的頻率，這兩位最大的元兇可能會干預調節你的生理週期。每一天，我們都會與這些物質有相當多的接觸，因此要完全避開環境荷爾蒙並不是那麼容易的事，但用心覺察是關鍵——好好研究一些替代選項以幫助你自己和這顆星球。

同時，這些精油以及配方可以幫助你舒緩各種常見的生理期問題。

單方精油
- ◆藏茴香◆
- ◆羅勒◆
- ◆月桂◆
- ◆胡蘿蔔籽◆
- ◆快樂鼠尾草◆
- ◆絲柏◆
- ◆冷杉◆
- ◆乳香◆
- ◆永久花◆
- ◆杜松漿果◆
- ◆沒藥◆
- ◆廣藿香◆
- ◆羅馬洋甘菊◆
- ◆玫瑰◆
- ◆玫瑰天竺葵◆
- ◆迷迭香◆
- ◆龍艾◆
- ◆岩蘭草◆
- ◆伊蘭伊蘭◆

抽筋與疼痛

如果妳經期開始時會經歷抽筋與疼痛，試著至少在經期開始前三天每天使用這個配方。最好是一星期前就持續使用，以緩和這樣的狀況。

配　　方
- ◆ 快樂鼠尾草：3 滴
- ◆ 羅馬洋甘菊：1～3 滴
- ◆ 龍蒿：1 滴

擴香方式
- ◆ 霧化擴香儀：在睡前擴香配方數分鐘。

龍蒿是一種具有強勁殺菌抗病毒效果的精油並且也有麻醉的特性。因此它對於疼痛和痙攣的治療特別有效。

♦ 淋浴：在濕毛巾上滴 1 ～ 2 滴配方精油並且將毛巾對折，這樣一來精油就不會直接接觸到妳的皮膚。接著在妳淋浴的同時，用毛巾輕輕地按壓妳的下腹部數分鐘。

│ 外用治療 │　將「抽筋與疼痛」配方加進月見草油中，並且塗抹在下腹部。調配的比例為，1/4 茶匙（毫升）的基底油兌上 1 ～ 3 滴精油配方。

❧ 經期不規則 ❧

如果妳的經血流量正常但週期的時間並不規則時，可以試試這個配方。重點是，要規律地使用這個配方！在每一天的同一個時間點使用這個配方。基本上，妳正在試圖重新設定你的生理時鐘以調節妳的月經週期。

配　　方　♦ 迷迭香：3 滴

　　　　　♦ 羅勒：1 ～ 3 滴

　　　　　♦ 洋茴香：1 ～ 3 滴

在妳的經期變得規律之後，請偶爾使用這個配方，維持新的生理節奏。

擴香方式　♦ 霧化式或是超音波擴香儀：就寢前，擴香配方精油數分鐘。如果這樣執行不太方便，只要確保每一天有在固定時間擴香這個配方就可以了。

　　　　　♦ 聞香棒：如果你沒有辦法購買到霧化式或是超音波擴香儀，聞香棒是個不錯的選擇。

❧ 經前症候群 ❧

　　經前症候群究竟是什麼呢？我認識的每一位經歷過經前症候群的女性似乎都表述的不大相同！無論經前症候群是如何被表現，這個配方都能夠幫助妳平衡大腦（思想）、心（情緒）以及身體。請至少在經期前一周開始使用這個配方，並在經期過後，依照妳的需求頻率去使用它。

配　　方 ♦ 乳香：1～3 滴

　　　　 ♦ 玫瑰：1 滴

　　　　 ♦ 岩蘭草：1 滴

> 許多人發現玫瑰精油具有定心、平靜以及提振精神的效果，有些人則說玫瑰能讓我們的心靈扎根接地。

擴香方式 ♦ 風扇式擴香器：因為岩蘭草精油相當黏稠，這類型的擴香器絕對是擴香的首選。請在入睡時擴香此配方數分鐘。

　　　　　 ♦ 淋浴：在濕毛巾上滴 1～2 滴配方精油並且將毛巾對折，這樣一來精油就不會直接接觸到妳的皮膚。接著在妳淋浴的同時，用毛巾輕輕地按壓妳的下腹部數分鐘。

| 外用治療 |　將經前症候群配方加入基底油中，譬如：月見草油。然後將調和油塗抹在下腹部。調配比例為，1～3 滴配方精油兌上 1/4 茶匙（1 毫升）的基底油。

異常經血量

如果妳有規則的月經週期，但妳經血量卻不是如此，請考慮使用下列的四個配方。

❧ 經血滯留 ❧

經血滯留的表徵為出現伴隨大量血塊的黑色（略帶紫色）經血。它的出現通常是突然並具有戲劇性的。妳也可能會有其他和經血滯留相關的徵兆，像是靜脈曲張或是舌紫。請至少在生理期開始前一周，每天持續使用這個配方，以幫助妳的經血流動。

永久花精油的療癒效果遍及許多層面，但它最主要的作用是讓能量在身體四周平靜地循環。它既不屬於熱性精油也不屬於涼性精油，而且也沒有收斂或是保濕的特定功效，因而可以適用在各式各樣不同性質的失衡狀況中。

配　　方 ◆ 永久花：1～3 滴

◆ 羅馬洋甘菊：1～3 滴

◆ 胡蘿蔔籽：1 滴

擴香方式 ◆ 霧化擴香儀：在入睡時擴香配方數分鐘。

◆ 淋浴：在濕毛巾上滴 1～2 滴配方精油並且將毛巾對折，這樣一來精油就不會直接接觸到妳的皮膚。接著在妳淋浴的同時，用毛巾輕輕地按壓妳的下腹部數分鐘。

| 外用治療 | 將「經血滯留」配方加到基底油中，譬如說，榛果油。然後將調和油塗抹在妳的下腹部。調配比例為，1～3 滴配方精油兌上 1/4 茶匙（1 毫升）的基底油。

❧ 經血量偏少 ❧

　　這種情況下的經血顏色會比較淡，甚至呈粉紅色，量也會偏少。女性在經血量偏少的時候，臉色也會比較蒼白並且容易感到全身無力。請至少在生理期開始前一周，每天使用這個配方，以增加妳的經血流量。

配　　方　◆ 杜松漿果：3 滴

　　　　　　◆ 沒藥：3 滴

　　　　　　◆ 廣藿香或玫瑰：1 滴

> 霧化擴香儀最好搭配計時器一起使用，因為它們非常有效，以致於很容易就會使用過量－通常使用霧化擴香儀 10 ～ 15 分鐘就很足夠了。

擴香方式　◆ 霧化擴香儀：在入睡時至多擴香配方 15 分鐘。

　　　　　　◆ 淋浴：在濕毛巾上滴 1 ～ 2 滴配方精油並且將毛巾對折，這樣一來精油就不會直接接觸到妳的皮膚。接著在妳淋浴的同時，用毛巾輕輕地按壓妳的下腹部數分鐘。

| 外用治療 |　將「經血量偏少」配方加進基底油中，譬如說，玫瑰果油。然後將調和油塗抹在下腹部。調配的比例為，1/4 茶匙（1 毫升）的基底油兌上 1 ～ 3 滴精油配方。

❧ 經血排出不順 ❧

　　好似永無止盡的生理期，它可能持續了 1 周或是更久，而且來得越來越頻繁，舉例來說，每三周就來一次。並且在生理期與生理期間仍會出現血漬。經血流量從不會多，就只是頻繁的少量出血。請每天使用這個荷爾蒙調節配方，直到長期出現正常的經血流量為止。

配　　方　◆ 絲柏：3 滴

　　　　　　◆ 快樂鼠尾草：1 滴

　　　　　　◆ 玫瑰天竺葵：1 滴

> 玫瑰天竺葵精油，經常使用在平衡女性月經週期的配方中。

擴香方式 ◆ 霧化擴香儀：在入睡時擴香配方數分鐘。

◆ 淋浴：在濕毛巾上滴 1 ～ 2 滴配方精油，並將毛巾對折，這樣一來精油就不會直接接觸到妳的皮膚。接著在妳淋浴的同時，用毛巾輕輕地按壓妳的下腹部數分鐘。

| 外用治療 | 將「經血排出不順」配方加到基底油中，譬如說，琉璃苣油。然後將調和油塗抹在妳的下腹部。調配比例為，1 ～ 3 滴配方精油兌上 1/4 茶匙（1 毫升）的基底油。

❧ 經血氾濫 ❧

當每隔一小時左右就要倒空月經杯、替換月經棉條或是重新放上衛生棉等，已成為妳生理期的必要工作。妳的經期有可能會很快結束或者不會。排出的經血總是呈鮮紅色，並且從不含太多或根本沒有血塊。請至少在生理期開始前一周，每天使用這個血液收斂配方。

配　　方 ◆ 月桂：1 ～ 3 滴

◆ 冷杉：1 ～ 3 滴

◆ 伊蘭伊蘭：1 滴

> 如果你不喜歡特定配方中的某支精油，那就將它從配方中刪掉。

擴香方式 ◆ 霧化擴香儀：在入睡時擴香配方數分鐘。

◆ 淋浴：在濕毛巾上滴 1 ～ 2 滴配方精油，並將毛巾對折，這樣一來精油就不會直接接觸到妳的皮膚。接著在妳淋浴的同時，用毛巾輕輕地按壓妳的下腹部數分鐘。

| 外用治療 | 將「經血氾濫」配方加到基底油中，譬如說：榛果油。然後將調和油塗抹在妳的下腹部。調配比例為，1 ～ 3 滴配方精油兌上 1/4 茶匙（1 毫升）的基底油。

產後陰道修復

　　女性在分娩期間經常會經歷子宮收縮的疼痛，甚至是裂傷的疼痛。在某些個案中，醫生會在分娩時施行會陰切開術以擴大陰道空間。因為在陰道及肛門周圍的組織分布著許多神經纖維，這個過程可能痛不堪忍。盡快治癒妳的傷口，代表妳將會減少一份身為新手母親的擔憂。

　　長久以來，這些精油以及配方都被用來幫助身體組織修復。等待所有傷口癒合之後（通常在分娩完後 3 ～ 5 天）才使用精油，是非常重要的事情。

單方精油

◆月桂◆
◆藍艾菊◆
◆胡蘿蔔籽◆
◆快樂鼠尾草◆
◆乳香◆
◆德國洋甘菊◆
◆永久花◆
◆薰衣草◆
◆沒藥◆
◆薄荷◆
◆祕魯香脂◆
◆玫瑰天竺葵◆
◆鼠尾草◆
◆檀香◆
◆百里香◆

❖ 搔癢 ❖

　　組織癒合時，受傷部位的搔癢似乎是無可避免的事。千萬不要抓搔它！這會明顯延遲癒合過程。請用這個配方作為替代，舒緩妳的搔癢感。

配　　方 ◆ 薰衣草：3 ～ 5 滴

　　　　　◆ 德國洋甘菊或藍艾菊：1 滴

　　　　　◆ 玫瑰天竺葵：1 滴

擴香方式 ◆ 蒸氣椅：蒸氣椅是一個極佳的擴香方式，它能夠讓受影響的組織區域直接獲得精油的療效。加入

3 ～ 5 滴配方精油到蒸氣碗盆中的水裡，然後坐在上面至少 15 分鐘。你可以在一個月內每天重複 3 次，如果沒有任何的改善，就停止使用它。

♦ 坐浴：在坐入坐浴盆前將 1 ～ 3 滴配方加入水中。請盡可能地使用大量溫水施行坐浴，但也要記得，當妳坐下來的時候，坐浴盆中大部分的水會被身體所取代。

♦ 精油噴霧：加入完整的配方到 2 大匙（30 毫升）做為基底的蘆薈汁，大量稀釋過的蘋果醋，或是金縷梅水中—將 1 大匙（15 毫升）的蘋果醋或金縷梅液加進 1 杯 (125 ～ 250 毫升) 的水中。—在需要時，將它們搖晃均勻，然後噴在搔癢的組織上。

如果妳選擇使用蘆薈汁作為基底，務必在使用噴霧前先施行貼膚測試（patch-test），有些人對蘆薈非常敏感，並發現皮膚會因此變得乾燥。

| 陰道蒸氣 & 栓劑 | 陰道蒸氣的使用歷史十分悠久，尤其是在陰道修復的治療上。使用陰道蒸氣可以改善所有類型的生殖系統狀況，不論是囊腫或是子宮脫垂的問題。完整地討論它會超出本書的範圍，不過這些資訊都相當容易取得，並且，如果你正在處理任何和生殖系統有關的問題，這相當值得你去更深入了解。

許多執行者建議使用陰道栓劑幫助陰道修復。就我的經驗而言，它們非常有幫助，但有一點需要注意：當妳在治療陰道撕裂傷時，請避免使用茶樹栓劑，因為它們通常會過於刺激，並讓嬌嫩的陰道組織變得乾燥。

❧ 分解疤痕組織 ❧

這個配方可以促進新的健康組織生成，並且能夠減少疤痕生成的可能性，避免敏感部位生成疤痕組織。

配　　方 ♦ 永久花：3 滴

♦ 檀香：3 滴

♦ 鼠尾草：1 滴

如果你可以獲得任何製成這些精油的植物，務必在坐浴時使用它們替代精油！

擴香方式 ♦ 蒸氣坐浴椅：加入 3 ～ 5 滴配方精油到蒸氣碗盆中的水裡，然後坐在上面至少 15 分鐘。你可以在一個月內每天重複 3 次，如果沒有任何的改善，就停止使用它。

♦ 坐浴：在坐入坐浴盆前將 1 ～ 3 滴配方加入水中。請盡可能地使用大量溫水施行坐浴，但也要記得，當妳坐下來的時候，坐浴盆中大部分的水會被身體所取代。

❧ 讓血液流動 ❧

在這個配方當中的精油是大家所熟知能夠促進血液循環、將免疫因子帶入相關組織的精油。薄荷精油同時也具有冷卻的效果。

配　　方 ♦ 胡蘿蔔籽：3 滴

噴霧能在 1 周之內使用完畢是最好的，所以請少量製作。

♦ 檀香：3 滴

♦ 薄荷：1 滴

擴香方式 ♦ 蒸氣坐浴椅：加入 3 ～ 5 滴配方精油到蒸氣碗盆中的水裡，然後坐在上面至少 15 分鐘。你可以在一個月內每天重複 3 次這樣的療程。如果沒有任何的改善，就停止使用它。

♦ 坐浴：在坐入坐浴盆前將 1 ～ 3 滴配方加入水中。請盡可能地使用大量溫水施行坐浴，但也要記得，當妳坐下來的時候，坐浴盆中大部分的水會被身體所取代。

♦ 精油噴霧：將 2 大匙（30 毫升）的水倒入噴霧瓶中，然後加入完整的配方（或是將水和精油的量都加倍）。在需要時，將它們搖晃均勻，然後噴在嬌嫩的組織上。

| 外用治療 | 化妝棉，在這本書中通常建議以被動式擴香的方式使用（見第 23 頁），它也可以以局部外用的方式使用。加入 1 或 2 滴「讓血液流動」配方或是「組織感染」配方到蘆薈汁或是冰涼的草本茶中，像是洋甘菊茶或是薄荷茶（也可以不加精油直接使用薄荷茶）。將化妝棉浸泡在混和液當中，然後將它放在治療的部位上。

❧ 組織感染 ❧

　　讓癒合中的組織受到感染是相當容易的事情。這些精油具有很強的殺菌抗病毒效果，並可以幫助被血液所攜帶的免疫因子移動到目標區域。

配　　方 ◆ 薰衣草：5 滴

◆ 永久花：1 滴

據證實，百里香精油在對抗特定菌株的效果極佳。

◆ 百里香：1 滴

擴香方式 ◆ 蒸氣坐浴椅：加入 3 ～ 5 滴配方精油到蒸氣碗盆中的水裡，然後坐在上面至少 15 分鐘。你可以在一個月內每天重複 3 次這樣，如果沒有任何的改善，就停止使用它。

◆ 坐浴：在坐入坐浴盆前，先加入 1 ～ 3 滴配方到水中。請盡可能地使用大量溫水施行坐浴，但也要記得，當你坐下來的時候，坐浴盆中大部分的水會被身體所取代。

◆ 精油噴霧：將兩大匙（30 毫升）的水倒入噴霧瓶中，並加入完整的精油配方（或是將水和精油的量都加倍）。在需要時，將它們搖晃均勻，然後噴在嬌嫩的組織上。

| 防護障壁 | 以椰子油或是荷荷芭油做為基底，在外用治療中使用下列配方，以在疼痛的組織和容易引起不適的衣服間組成保護層。

◆ 乳香：3 滴

♦ 沒藥：1 滴

♦ 祕魯香脂：1 滴

將精油加入 1/4 ～ 1/2 茶匙（1 ～ 2 毫升）的基底油中。務必在穿上衣服前 30 分鐘將它塗抹在身上，以避免調和油將衣服染色。

❖ 舒緩疼痛 ❖

　　這個配方可以獨自使用，或是加進任何能夠處理疼痛的配方中。務必以交換的方式和額外精油一同使用，並且在擴香的時候，減少每個配方的滴數。

配　　方 ♦ 薰衣草：8 ～ 10 滴

　　　　　♦ 玫瑰天竺葵：3 ～ 5 滴

　　　　　♦ 月桂：1 滴

幾乎所有疼痛都會伴隨發炎反應的發生，尤其是在剛開始的時候。月桂是具有收斂劑效果的精油，能夠幫助調整發炎中的濕軟組織。

擴香方式 ♦ 蒸氣坐浴椅：加入 3 ～ 5 滴配方精油到蒸氣碗盆中的水裡，然後坐在上面至少 15 分鐘。你可以在一個月內每天重複 3 次，如果沒有任何的改善，就停止使用它。

　　　　　♦ 坐浴：在坐入坐浴盆前，先加入 1 ～ 3 滴配方到水中。請盡可能地使用大量溫水施行坐浴，但也要記得，當你坐下來的時候，坐浴盆中大部分的水會被身體所取代。

| 外用治療 | 以 3 滴配方精油兌上 1/2 茶匙（2 毫升）基底油的比例使用「舒緩疼痛」配方。可以考慮使用瓊崖海棠油做為基底，因為它對於減低疼痛感非常有效果。

前列腺炎

單方精油

◆ 藍艾菊 ◆
◆ 絲柏 ◆
◆ 薑 ◆
◆ 神聖羅勒 ◆
◆ 沒藥 ◆
◆ 牛至 ◆
◆ 薄荷 ◆
◆ 玫瑰天竺葵 ◆
◆ 百里香 ◆

　　前列腺炎和 / 或前列腺癌會侵襲大部分上了年紀的男性。事實上，如果一位男性活超過 80 歲，他一定曾在某個時節點經歷其中一個病症。但幸運的是，前列腺癌的進展非常緩慢，不太可能會有致命危險。

　　前列腺炎，雖然也不具有致命性，但卻會對我們的生活品質造成重大衝擊。尿急的狀況不斷攀升，然而尿流量卻驟然下降，意指著，我們前往浴室的旅程將永無止盡，讓人灰心喪志。任何能夠以正向的方式影響尿流量的治療都是美好的綠洲，所以請試試這些精油以及配方吧！

❧ 尿流量減少 ❧

　　根據統計報告，這是男性最常見且最惱人的症狀。配方中的精油可以藉由降低發炎反應，幫助尿流量的增加。它們都是歷史記載能改善此狀況的精油，特別是針對尿液解不乾淨、感覺還有餘尿的狀況。

配　　方 ◆ 絲柏：3 ～ 5 滴
　　　　◆ 薑：1 ～ 3 滴
　　　　◆ 玫瑰天竺葵：1 滴

擴香方式 ◆ 蒸氣椅：蒸氣椅是一個極佳的擴香方式，它能夠讓受影響的組織區域直接獲得精油的療效。加入

如果你沒有蒸氣坐浴椅，可以坐在下方放有蒸氣碗的板凳上試試看。市面上通常可以買到浴室或是 spa 專用的板凳。

3 ～ 5 滴配方精油到蒸氣碗盆中的水裡，然後坐在上面至少 15
分鐘。你可以在一個月內每天重複 3 次，如果沒有任何的改善，
就停止使用它。

♦ 淋浴：在濕毛巾上滴上數滴配方精油並將毛巾對折，這樣一來精
油就不會直接接觸到你的皮膚。接著在你淋浴的同時，用毛巾輕
輕地按壓會陰部。

♦ 霧化擴香儀：在你入睡前將擴香儀的開關打開，並將計時器設置
好，以確保它只會擴香 15 分鐘左右。

❧ 熱性徵候 ❧

雖然大部分前列腺炎的表現是「冰冷」（緩慢滴落的清澈尿液）我偶
爾會見到具有「熱性」症狀的個案：發紅、發熱，而且甚至可能會有燒
灼感伴隨著解尿時出現。這個配方將有助於舒緩這種灼熱感。

配　　方　♦ 神聖羅勒：1 ～ 3 滴

　　　　　♦ 藍艾菊：1 滴

　　　　　♦ 薄荷：1 滴

藍艾菊精油能夠冷卻所有種
類的熱性症狀和發炎反應。

擴香方式　♦ 蒸氣坐浴椅：加入 3 ～ 5 滴配方精油到
蒸氣碗盆中的水裡，然後坐在上面至少
15 分鐘。你可以在一個月內每天重複 3
次，如沒有任何的改善，就停止使用。

　　　　　♦ 淋浴：在濕毛巾上滴上數滴配方精油，
並將毛巾對折，這樣一來精油就不會直
接接觸到你的皮膚。接著在你淋浴的同
時，用毛巾輕輕地按壓會陰部。

注意事項

將熱性症狀和感染
性前列腺炎（見下頁）
區分開來是相當重要
的一件事。有一個可
以區別的方法，就是
熱性的前列腺炎，其
尿液會呈透明或是黃
色，並不具混濁感。

♦ 霧化擴香儀：在你入睡前將擴香儀的開關打開，並且將計時器設置好，以確保它只會擴香 15 分鐘左右。

❧ 感染性前列腺炎 ❧

如果你有觀察到混濁的尿液排出，請去找你的醫生確認這現象是否是感染性前列腺炎所造成的。將這個配方和醫師給予你的建議聯合使用，會有助於改善這個問題。

配　　方 ♦ 絲柏：3 ～ 5 滴

　　　　　♦ 沒藥：3 ～ 5 滴

　　　　　♦ 牛至或百里香：1 ～ 3 滴

> 牛至和百里香兩者都具有驚人的殺菌抗病毒的功效，並且據實驗證實，它們對於消滅特定菌株極其有效。

擴香方式 ♦ 蒸氣坐浴椅：加入 3 ～ 5 滴配方精油到蒸氣碗盆中的水裡，然後坐在上面至少 15 分鐘。你可以在一個月內每天重複 3 次，如沒有任何的改善，就停止使用。

　　　　　♦ 淋浴：在濕毛巾上滴上數滴配方精油並將毛巾對折，這樣一來精油就不會直接接觸到你的皮膚。接著在你淋浴的同時，用毛巾輕輕地按壓會陰部。

　　　　　♦ 霧化擴香儀：在你入睡前將擴香儀的開關打開，並且將計時器設置好，以確保它只會擴香 15 分鐘左右。

陰道分泌物

在某些情況下，陰道分泌物可能是相當嚴重的問題，但對許多女性而言，它就只是有點惱人的健康問題。一旦妳的醫生確診陰道分泌物的根源並不是什麼太嚴重的問題，就可以放鬆地使用精油處理分泌物的問題。有許多種類的精油具有收斂劑的功效，可以在不造成黏膜層乾燥的狀態下，有效停止或減緩出現陰道分泌物的情況。

❖ 舒緩搔癢感 ❖

如果陰道是因為感染而產生分泌物，像是念珠菌感染，這個配方被證實能夠有效改善這樣的情況。

配　　方 ◆ 茶樹：1～3 滴

◆ 玫瑰天竺葵：1 滴

◆ 迷迭香：1 滴

擴香方式 ◆ 蒸氣坐浴椅：加入 3～5 滴配方精油到蒸氣碗盆中的水裡，然後坐在上面至少 15 分鐘。你可以在一個月內每天重複 3 次，如果沒有任何的改善，就停止使用它。

單方精油

◆ 雪松 ◆

◆ 快樂鼠尾草 ◆

◆ 絲柏 ◆

◆ 藍膠尤加利 ◆

◆ 澳洲尤加利 ◆

◆ 乳香 ◆

◆ 茉莉 ◆

◆ 檸檬 ◆

◆ 沒藥 ◆

◆ 牛至 ◆

◆ 廣藿香 ◆

◆ 玫瑰 ◆

◆ 玫瑰天竺葵 ◆

◆ 迷迭香 ◆

◆ 茶樹 ◆

◆ 伊蘭伊蘭 ◆

如果這個配方沒有如妳想像的有效，可以試試用藍膠尤加利藍膠或是澳洲尤加利取代「舒緩搔癢感」配方中的迷迭香。

◆ 坐浴：坐入坐浴盆前，加入 3 滴配方到水中。請盡可能地使用大量溫水施行坐浴，但也要記得，當你坐下來的時候，坐浴盆中大部分的水會被身體所取代。

◆ 淋浴：加入 1 滴配方精油到濕毛巾上，小心地將它放在外陰唇上。精油的芳香分子很容易就能透過皮膚吸收進體內，並且幫助治療感染問題。

| 提升療效 | 「舒緩搔癢感」配方也可以加進用水稀釋過的優格中，以作為陰道盥洗劑使用。將 1 滴配方精油和 1 杯（250 毫升）稀釋過的優格混和在一起，然後放進陰道盥洗用的袋子中就可以使用了。

❧ 流量控制 ❧

如果分泌物清澈且相當大量，可以考慮使用這個配方。

配　　方
◆ 乳香：3 滴
◆ 廣藿香：1 滴
◆ 迷迭香：1 滴

如果你可以獲得任何製成這些精油的植物，務必在坐浴時使用它們替代精油！

擴香方式
◆ 蒸氣椅：蒸氣椅是一個極佳的擴香方式，它能夠讓受影響的組織區域直接獲得精油的療效。加入 3 ～ 5 滴配方精油到蒸氣碗盆中的水裡，然後坐在上面至少 15 分鐘。你可以在一個月內每天重複 3 次這樣的療程。如果沒有任何的改善，就停止使用它。

◆ 坐浴：坐入坐浴盆前，將完整的配方加入水中。請盡可能地使用大量溫水施行坐浴，但也要記得，當你坐下來的時候，坐浴盆中大部分的水會被身體所取代。

❧ 保護下著 ❧

　　如果陰道分泌物呈黃色黏稠狀，這些精油能夠好好照顧妳。

如果你沒有蒸氣坐浴椅，可以坐在下方放有蒸氣碗的板凳上試試看。市面上通常可以買到浴室或是 spa 專用的板凳。

配　　　方 ♦ 沒藥：3 滴

　　　　　♦ 伊蘭伊蘭：3 滴

　　　　　♦ 玫瑰：1 滴

擴香方式 ♦ 蒸氣坐浴椅：加入 3 ～ 5 滴配方精油到蒸氣碗盆中的水裡，然後坐在上面至少 15 分鐘。妳可以在一個月內每天重複 3 次，如果沒有任何的改善，就停止使用它。

　　　　　♦ 坐浴：坐入坐浴盆前，加入 3 滴配方到水中。請盡可能地使用大量溫水施行坐浴，但也要記得，當妳坐下來的時候，坐浴盆中大部分的水會被身體所取代。

❧ 荷爾蒙變化 ❧

　　如果陰道分泌物是因每個月的荷爾蒙變化而造成的，試試看這個配方吧！

玫瑰天竺葵精油通常使用在平衡女性月經週期的複方當中，能夠讓身體的能量往下及往內移動，換句話說，它具有補氣養血，修復身心靈的效果。

配　　　方 ♦ 快樂鼠尾草：：1 ～ 3 滴

　　　　　♦ 玫瑰天竺葵：1 滴～ 3 滴

　　　　　♦ 茉莉：1 滴

擴香方式 ♦ 蒸氣坐浴椅：加入 3 ～ 5 滴配方精油到蒸氣碗盆中的水裡，然後坐在上面至少 15 分鐘。你可以在一個月內每天重複 3 次，如果沒有任何的改善，就停止使用它。

◆ 坐浴：坐入坐浴盆前，加入 3 滴配方到水中。請盡可能地使用大量溫水施行坐浴，但也要記得，當你坐下來的時候，坐浴盆中大部分的水會被身體所取代。

❧ 親密關係 ❧

妳也許曾聽過蜜月期膀胱炎，因性行為次數的增加所造成的狀況。陰道分泌物也一樣，有可能因為新關係的產生而被誘發！

當妳正在準備進行坐浴的時候，將 1 到 3 滴配方精油加入乳化劑中，譬如說，一小撮卵磷脂，它可以讓精油和水融在一起。接著，在坐進浴盆之後，才將上述混和物加入水中，以避免失去精油揮發時所帶來的某些療效。

配　　方 ◆ 沒藥：3 ～ 5 滴

　　　　　◆ 絲柏：3 滴

　　　　　◆ 乳香：3 滴

擴香方式 ◆ 蒸氣坐浴椅：加入 3 ～ 5 滴配方精油到蒸氣碗盆中的水裡，然後坐在上面至少 15 分鐘。妳可以在一個月內每天重複 3 次，如果沒有任何的改善，就停止使用它。

　　　　　◆ 坐浴：坐入坐浴盆前，加入 3 滴配方到水中。請盡可能地使用大量溫水施行坐浴，但也要記得，當妳坐下來的時候，坐浴盆中大部分的水會被身體所取代。

　　　　　◆ 淋浴：在濕毛巾上滴 1 滴配方精油並將毛巾對折，這樣一來精油就不會直接接觸到妳的皮膚；接著，用毛巾輕輕地按壓外陰唇數分鐘。妳可以重複這個療程數次，以減緩發熱和搔癢的不適。

呼吸系統的健康

過敏反應

在我年輕的時候，所有鄰居的小孩會在我們家後面的草地上到處跑，當我們玩耍時，我們會揮擊到許多聳立的黃花和豚草。一整個夏天，我們每天都如此，我好像沒有印象，我們之中有任何一個人有眼睛發癢或是流鼻水的情況。

過敏反應和其伴隨的症狀，在近日，似乎已逐漸成為顯而易見的問題。下列的精油有助於減緩搔癢、泛淚、流鼻水以及氣喘等和過敏相關的不適。也可參見「紅疹」（第192頁）段落中所列出的配方，以改善蕁麻疹或是其他過敏性的出疹狀況。此外，也可以試試第198頁的「竇性頭痛」配方，以舒緩過敏所致的鼻竇阻塞痛。

❀ 鼻水／淚水流不停 ❀

當你的鼻水或是淚水正在沒完沒了的流出，使用這個配方可以讓你遠離被逼瘋的窘境。

配　　方　◆ 檀香：3～5滴

　　　　　◆ 乳香：1滴

　　　　　◆ 羅文沙葉：1滴

單方精油

◆ 藏茴香 ◆
◆ 羅勒 ◆
◆ 月桂 ◆
◆ 藍艾菊 ◆
◆ 藍膠尤加利 ◆
◆ 乳香 ◆
◆ 德國洋甘菊 ◆
◆ 薑 ◆
◆ 高地牛膝草 ◆
◆ 土木香 ◆
◆ 薰衣草 ◆
◆ 檸檬 ◆
◆ 薄荷 ◆
◆ 羅文沙葉 ◆
◆ 羅馬洋甘菊 ◆
◆ 檀香 ◆

當你在使用蒸臉器的時候，務必緊緊閉上雙眼。

擴香方式 ◆ 淋浴或是蒸臉器：如果分泌液非常清澈且大量，可以試試使用蒸氣治療。溫暖的蒸氣可以幫助活性複合物移動到最需要它們的場所──我們的鼻竇中。

◆ 車用插頭式擴香器：暴露在戶外的空氣中可能會讓過敏的症狀加劇。使用車用擴香器可以在症狀全面爆發前，預防鼻水／淚水的產生。

| 讓眼睛搔癢止息！| 眾所皆知，綠香桃木、薰衣草、玫瑰以及楸椊純露可以幫助舒緩眼睛的不適！我曾經將這些純露直接噴在我緊閉的雙眼上，它們的效果非常好且沒有出現任何的不良反應。另外可以使用 1 滴藍艾菊在蒸臉器中。此外，當裡面的水冷卻後，剩下的液體可以作為外敷藥敷在眼睛上使用。

❧ 熱性徵候 & 濃鼻涕 ❧

如果鼻子的分泌物相當黏稠並伴隨著熱性的症狀－發紅、腫脹、發炎等。試試看這個配方以讓黏液分解並讓組織冷卻。

藍艾菊精油鮮藍且非常濃郁；只要一點點精油就能夠讓香氣持續很久很久。因為它具有冷卻的效果，因此可以用在任何發熱、發癢或是過敏的部位上。

配　　方 ◆ 藍艾菊或是德國洋甘菊：3 ～ 5 滴

◆ 土木香：1 滴

◆ 薄荷：1 滴

擴香方式 ◆ 隨身式擴香配件：有些擴香方式可以專為個人使用，像是聞香棒或是隨身式霧化擴香儀，因為它可以讓精油分子相當靠近鼻子，所以非常適合以此方式使用這個配方。

◆ 蒸臉器：溫暖又濕潤的蒸氣可以確實幫助我們打開堵塞的鼻竇，並且舒緩發炎組織的緊繃。

| 研究綜述 | 最近的研究發現，薄荷精油在改善長期的過敏性鼻炎（鼻道發炎）上十分有效，可以幫助緩解症狀、減少疲勞感，並增加我們的生活品質。

❧ 喘鳴 ❧

當呼吸道決定以痙攣作為面對過敏原的反應時，這個配方能夠讓你感到比較舒緩。

請小心使用「喘鳴」配方，因為有些人發現它的泥土味有點太重。以被動式擴香的方式使用是最好的選擇。

配　　方 ◆ 藍膠尤加利：5 滴

◆ 羅馬洋甘菊：2 滴

◆ 藏茴香或高地牛膝草：1 滴

擴香方式 ◆ 陶瓦圓盤：將圓盤放在沐浴著陽光的窗戶邊，陽光的熱度可以讓配方的香氣滿溢室內。

◆ 棉球：如果喘鳴讓你整晚無法入睡，試著將 1 滴配方精油加到棉球中，並將棉球放置在床的周圍。

❧ 打噴嚏 ❧

這個配方可以藉由降低反應活性以減緩打噴嚏的狀況。

羅馬洋甘菊和它住在德國的親戚不同，它在蒸氣蒸餾的過程中並不會轉變為藍色，所以顏色是能夠讓你分辨，使用的是否為正確品種的最簡單方式。

配　　方 ◆ 羅勒：1 ～ 3 滴

◆ 羅馬洋甘菊：1 ～ 3 滴

◆ 羅文沙葉：1 滴

擴香方式 ◆ 每天在家使用霧化擴香儀數次，每次使用數分鐘。

◆ 在開車時使用車用插頭式擴香器，有助於預防在車上打噴嚏。

◆ 隨身式擴香配件：當你正陷在打噴嚏打個不停的窘境中，試著透過嗅鹽或是聞香棒吸嗅配方精油。

❧ 打掃管路 ❧

淋巴系統負責清潔身體所有的代謝廢物，並且將它們排出體外。如果你正和長期的免疫反應抗戰，代謝廢物的量會相當大量，淋巴系統會因此將它帶回體內。這個配方在幫助淋巴系統做好它該做的工作上非常有效。

月桂精油的作用能夠針對阻滯的淋巴，它能促進淋巴液的循環流動，但它也能夠改善其它所有阻滯的情況，包括呼吸道水分過多或是膿鼻涕等。就我們的了解，月桂精油是透過降溫和促使濃稠的液體變得濕潤已達到目的。

配　　方 ◆ 檸檬：3 滴

◆ 月桂：1 滴

◆ 薑：1 滴

擴香方式 ◆ 蒸臉器：用加入配方的蒸氣熏香臉及脖子，以確保淋巴系統能夠吸收到芳香分子。

◆ 在你需要的地方，使用能集中擴香範圍的隨身式霧化擴香儀。

| **外用治療** | 「打掃管路」配方也可以加在任何基底油（見 243 頁）中，並輕輕地塗抹在脖子有淋巴管分布的位置。使用 3 滴配方兌上 1/4 茶匙（1 毫升）基底油的比例，並注意調和油的使用時間只要數天就好。

氣喘

小心使用精油，在任何有呼吸道問題的人身上極其重要（見下方的訊息欄）。如你所預期的，強烈的香氣可能會加重呼吸時的問題。我必須說，精油在大部分的呼吸道狀況上，包括氣喘，是很好的隊友。有些精油（像是藏茴香以及高地牛膝草）對於緊縮的呼吸道很有幫助，而其他精油則具有分解黏液或是將黏液運送到呼吸系統外的作用。此外，許多列在這個章節中的精油（例如說，藏茴香及乳香），可以隨著時間，幫忙降低呼吸道的反應活性。

單方精油

◆ 藏茴香 ◆
◆ 絲柏 ◆
◆ 藍膠尤加利 ◆
◆ 澳洲尤加利 ◆
◆ 甜茴香 ◆
◆ 冷杉 ◆
◆ 乳香 ◆
◆ 薑 ◆
◆ 高地牛膝草 ◆
◆ 土木香 ◆
◆ 薄荷 ◆
◆ 松樹 ◆
◆ 迷迭香 ◆

注意事項

千萬不要讓任何有呼吸系統問題的人暴露在沒有稀釋過的精油中，並請謹慎選用精油。你可以試試在離對方鼻子大約 3 呎（1 公尺）遠的地方（大約和他們手臂展開的距離一樣遠）快速打開精油的瓶子。如果他們對這支精油的反應相當敏感，這樣的測試將會讓他們出現些微的反應——讓我們知道他們是否應該使用這支精油。

❧ 讓濃稠的黏液消失 ❧

若你現在正因鼻塞而困擾，也沒有伴隨乾咳的情形，那這個配方能夠確實幫助你。

配　　方　◆ 藍膠尤加利：5 滴

◆ 松樹：5 滴

◆ 土木香：1 滴

擴香方式 ◆ 蒸臉器：這個方法能夠有效地讓我們須治療
的部位接觸到配方精油。根據蒸臉器的大小，
加入 1 ～ 3 滴配方精油使用。

◆ 淋浴：滴 1 滴配方精油在毛巾上，將它放在
臉上，然後溫柔地透過你的鼻子緩慢呼吸。
記得在將毛巾放置在臉上前，先吸嗅，以確
保這個配方不會太濃烈或是太刺激。

◆ 聞香棒：依照自己的需求經常使用它，以幫
助打開呼吸道，排出濃稠的黏液。

土木香精油是非比
尋常的祛痰劑，意
指它可以讓黏液分
解。此外，它還能
夠舒緩支氣管痙攣
的情況。因為結合
了這兩項特性，土
木香對於呼吸道失
衡的問題難以置信
地有效。

❧ 讓稀薄的黏液消失 ❧

這個配方比較適用於經常性流鼻水、鼻涕倒流或是其他類似的狀況。

配　　方 ◆ 薑：3 滴

◆ 藍膠或澳洲尤加利：1 ～ 3 滴

◆ 薄荷：1 滴

務必在使用蒸臉器的
時候保持雙眼緊閉。

擴香方式 ◆ 蒸臉器：這個方法能夠有效地讓我們須治療的部位接觸到配方精
油。請根據蒸臉器的大小，加入 1 ～ 3 滴配方精油到蒸臉器（請
遵照蒸臉器所附的使用說明操作）。

◆ 淋浴：滴 1 滴配方精油在毛巾上，將它放在臉上，然後溫柔地透
過你的鼻子緩慢呼吸。

◆ 聞香棒：依照自己的需求經常使用它，以幫助打開呼吸道，排出
稀薄的黏液。

❧ 舒緩緊縮感 ❧

試試使用這個配方舒緩氣喘發作時的緊縮感。

配　　方 ◆ 高地牛膝草：3 滴

　　　　 ◆ 甜茴香：1 滴

　　　　 ◆ 羅馬洋甘菊：1 滴

擴香方式 ◆ 霧化擴香儀：在需要時一次擴香 5 ～ 10 分鐘。

　　　　 ◆ 嗅鹽：嗅鹽特別適合用在這個問題，因為有些研究指出，鹽裡面的負離子可以舒緩氣喘的不適。（見 166 頁，實驗綜述）。

> 高地牛膝草十分有助於支氣管的打開，並且不會伴隨任何的劇烈反應。

| 外用治療 | 如果氣喘時的痙攣是伴隨著運動發生，那可以將「舒緩緊縮感」配方加入基底油中稀釋，像是橄欖油或甜杏仁油，調和比例為 5 滴配方精油兌上 1/2 茶匙（2 毫升）的基底油。在運動之前，使用調和油在肋骨正下方的肚皮上按摩，即我們的橫膈膜處。

❧ 預防氣喘發作 ❧

在從事一些在過去曾促使氣喘發作的活動前，你可以透過謹慎使用這個配方預防氣喘的發作。

配　　方 ◆ 高地牛膝草：1 滴

　　　　 ◆ 甜茴香：1 滴

　　　　 ◆ 冷杉：1 滴

擴香方式 ◆ 嗅鹽：當在氣喘發生前，務必先在平時先試聞這個配方，確認沒有不適後，才能在發作時好好信任它所帶來的效果。

> 高地牛膝草（Hyssopus officinalis var . decumbens）是唯一適合作為精油使用的牛膝草種，千萬不要將牛膝草（Hyssopus officinalis）作為精油使用。

♦ 如果空氣很乾燥，可以使用溫熱蒸氣，務必總是使用溫水，而非熱水，因為過高的溫度可能會加重氣喘的症狀。

| 實驗綜述 | 刊載在霧化治療醫學期刊（Journal of Aerosol Medicine）中，一篇 1995 年的研究檢視具有不同呼吸疾患的病人，接受鹽吸入療法（讓患者待在鹽洞中，並使用霧化器 霧化鹽洞中的空氣）的效果。大部分的患者僅僅接受了 3 ～ 5 次的療程，就成功地緩減了症狀。

❁ 重新架構 ❁

如果規律地使用這個配方，可以隨著時間慢慢降低呼吸道的反應活性。

配　　方 ♦ 乳香：3 ～ 5 滴

　　　　 ♦ 藏茴香：1 滴

　　　　 ♦ 絲柏：1 滴

當你正試圖重新設定身體及心智的狀況時，乳香是極佳的選擇。

擴香方式 ♦ 陶瓦圓盤：將它放在溫暖的地方，像是充滿陽光的窗戶邊。

注意事項

這個配方具有讓某些人反感的濃烈氣味，而且，因為它可能會誘發某些反應，所以在使用之前絕對要先測試過這個配方。

咳嗽

　　咳嗽可以是任何呼吸道狀況的症狀之一，像是氣喘，過敏，病毒感染等狀況。以生理學的觀點來說，咳嗽可以說是身體面對呼吸道刺激的反射動作。因為我們會意外吸入外來的物質，咳嗽可是讓呼吸道保持乾淨的必要反應，但有時候，我們僅僅是因為受到刺激而咳嗽，並沒有什麼特別助益。

　　據證實，芳香療法對於咳嗽是極其有效的治療方式。在世界各地的藥局所販售的呼吸舒緩膏使用了精油（或是合成精油）作為它的有效成分。

　　下列的某些配方可以幫助止咳，其他的則是可以讓痰的排出率增加。不論你正在經歷哪一種類型的咳嗽，都可以在這個章節獲得舒緩方法。

外用治療

　　這裡所有治療咳嗽的配方都是設計為擴香使用，但如果你喜歡，它們也可以加入像是椰子油一樣的基底油中，塗抹在胸口使用。調和比例為 5 滴配方精油兌上 1/4 茶匙(1 毫升)基底油。使用過程中要注意，因為強烈的氣味在一開始可能會惡化咳嗽的情形。

單方精油

◆黑雲杉◆
◆雪松◆
◆絲柏◆
◆檸檬尤加利◆
◆藍膠尤加利◆
◆澳洲尤加利◆
◆乳香◆
◆高地牛膝草◆
◆土木香◆
◆檸檬◆
◆薄荷◆
◆羅文沙葉◆
◆羅馬洋甘菊◆
◆迷迭香◆
◆檀香◆
◆百里香◆

❧ 增加排出率 ❧

當你的肺部充滿了難以清理（咳出）的濃稠痰液時，這個配方真的非常有幫助。

配　　方 ◆ 藍膠或是澳洲尤加利：8 ～ 10 滴

◆ 乳香：3 滴

◆ 土木香：1 滴

擴香方式 ◆ 隨身式擴香配件：在你需要時，吸嗅隨身式霧化擴香儀或是聞香棒。

◆ 蒸臉器：這個擴香方式能夠有效地讓精油配方分布在我們所需的部位。根據蒸臉器的大小，加入 1 ～ 3 滴配方精油到蒸臉器（請遵照蒸臉器所附的使用說明操作）

我發現這個「增加排出率」配方，對於在感冒或是流感恢復期時，持續分泌的過量黏液特別有效。

注意事項

你可以頻繁地使用「增加排出率」配方，但使用後若無改善，就停止使用它，因為土木香精油不能長期使用。

❧ 伴隨喉嚨痛的咳嗽 ❧

在喉嚨疼痛的時候咳個不停可一點也不有趣。這個配方有助於舒緩喉嚨疼痛，因此，咳嗽時會感覺比較沒那麼不舒服。

配　　方 ◆ 藍膠或是澳洲尤加利：5 ～ 8 滴

◆ 羅文沙葉：5 滴

◆ 檸檬：3 滴

擴香方式 ◆ 隨身式擴香配件：在你需要時吸嗅隨身式霧化擴香儀或聞香棒。

試試加入 1 滴「伴隨喉嚨痛的咳嗽」配方到 1 茶匙（5 毫升）的蜂蜜當中。然後舀一匙到口中，並讓它緩緩地流淌入你的喉嚨中，以降低疼痛不適及喉嚨中的病毒量。

因肺部感染所致的咳嗽

如果有出現任何的感染跡象，這個具有強效殺菌抗病毒功效的配方是個不錯的選擇。

配　　方 ◆ 藍膠或是澳洲尤加利：3～5滴

◆ 乳香：3滴

◆ 百里香：1滴

> 百里香具有驚人的殺菌抗病毒效果，而且已經被證實，它在對抗某些菌株上是高度有效的。

擴香方式 ◆ 隨身式擴香配件：在需要時吸嗅隨身式霧化擴香儀或聞香棒，以減緩咳嗽症狀。

注意事項

「因肺部感染所致的咳嗽」配方非常強效，所以請小心使用。如果你感覺胸口有任何的緊繃不適，務必慢慢地使用它，並在緊繃感加劇時停止使用精油。

因呼吸道收縮所致的咳嗽

如果呼吸道變得緊縮，身體會自動產生咳嗽反應以讓呼吸暢通。這個配方能夠打開你的呼吸道，讓咳嗽得以停歇。

配　　方 ◆ 高地牛膝草：3～5滴

◆ 羅馬洋甘菊：3～5滴

◆ 迷迭香：3～5

> 高地牛膝草（*Hyssopus officinalis var . decumbens*）是唯一適合作為精油使用的牛膝草種，千萬不要將牛膝草（*Hyssopus officinalis*）作為精油使用。

擴香方式 ◆ 隨身式擴香配件：在你需要時，吸嗅隨身式霧化擴香儀或聞香棒。

◆ 蒸臉器：這個擴香方式能夠有效地讓精油配方分布在我們所需的部位。根據蒸臉器的大小，加入1～3滴配方精油到蒸臉器。

❊ 因鼻涕倒流所致的咳嗽 ❊

這些是大家所熟知、具有收斂效果的精油，它們也有助於減少鼻涕倒流時源源不絕的分泌物。

配　　方 ◆ 檸檬或是澳洲尤加利：5 ～ 8 滴

◆ 檸檬：3 ～ 5 滴

◆ 薄荷：1 ～ 3 滴

> 所有的尤加利精油都具有溫暖收斂的功效，十分適合用在像是鼻涕倒流這樣的濕冷徵候上。

擴香方式 ◆ 聞香棒：直接將這個配方吸入鼻腔中，可以發揮它最大的效果，這絕對是它最佳的使用方式。

◆ 溫熱蒸氣：這個選項看起來似乎會造成反效果，但溫暖、濕潤的蒸氣可是能幫助香氣分子進入到需要它們作用的地方。

| 提升療效 | 加入 1 滴丁香精油到任何治療咳嗽的配方中，它能夠降低因為長時間咳嗽所造成的疼痛感。丁香的味道非常濃烈，所以當你選擇要加入這強效的幫手時，請慢慢適應它——一開始請先在一個手臂遠的距離吸嗅它，以確保你的身體能夠忍受它的氣味。

❊ 因努力過度所致的咳嗽 ❊

沒有錯，你真正需要的其實是休息！不過，若是你無法休息，這個配方可以幫助你。這些是大家所熟知可以幫助肺葉擴張、加深呼吸的精油。它們也會增加你的持久力，因此，你可以完成馬拉松比賽或是度過熬夜念書的時光。

配　　方 ◆ 絲柏：3 滴

◆ 黑雲杉：1 ～ 3 滴

◆ 雪松：1 滴

擴香方式 ♦ 隨身式擴香配件：隨身攜帶聞香棒或是嗅鹽，在你需要時使用，或者是，當你已經累到全身無力時，配戴香氛項鍊！

♦ 棉球：將 1 滴配方精油加到棉球中，並將它放入小型棉布袋中（以保護你的衣服及皮膚），然後將棉布袋塞進胸罩或是袖口裡。

咳嗽反射可能是因為無法深度呼吸而導致的。就像打哈欠會迫使我們大大地吸一口氣一樣，咳嗽也可能會產生深呼吸的生理反應。

鼻竇疼痛

光只是鼻竇阻塞，就足以造成極不舒服的壓力和疼痛感。如果裡面的分泌物沒有適當地排出，通常還會造成鼻竇感染。因為鼻竇本身結構的特性，一旦發生感染的情況，要完全清除感染可能會相當地困難。規律地使用精油做治療，是讓鼻竇保持健康的重大功臣之一。

提升療效

除了使用精油擴香治療鼻竇疼痛以外，你可能會想要試試看洗鼻子，可以使用洗鼻壺或是鼻腔盥洗器。洗鼻壺具有一個小壺嘴，讓你可以將溫鹽水倒進你的鼻道中以沖洗黏膜組織。鼻腔盥洗器則是具有噴頭的設計，只要少量的水壓就能夠讓鼻竇順利打開，緩解疼痛。

❧ 反覆出現的鼻竇感染 ❧

百里香據證實，對於消滅特定的菌株非常有效。但它具有刺激性並會讓人產生過敏反應，所以請少量使用百里香精油就好。

那些很容易反覆發生鼻竇感染問題的人，可以藉由擴香這個配方，達到預防及治療已存在的感染的效果。

配　　方 ◆ 尤加利（任何種類）：1 滴

◆ 薄荷：1 滴

◆ 百里香：1 滴

擴香方式 ◆ 每天在家使用霧化式擴香儀數次，每次擴香數分鐘。

◆ 隨身式擴香配件：在需要的時候，每天深深地吸嗅隨身式擴香配
件（譬如聞香棒）數次。

◆ 溫熱蒸氣：針對頑固型鼻竇感染，請大量且經常地使用蒸氣，以
幫助芳香分子在鼻竇中發揮它們的效用。

❧ 鼻竇發熱 & 發炎 ❧

這個配方可以幫助組織冷卻，促進遲滯的血液流動，換句話說，它能
夠刺激鼻竇分泌物的排出。

配　　方 ◆ 藍艾菊：3 滴

◆ 永久花：3 滴

◆ 薄荷：1 滴

> 不要將「鼻竇發熱 & 發炎」配方使用在蒸氣中，
> 因為這會讓它所提供的冷卻功效大打折扣。

擴香方式 ◆ 每天在家使用霧化式擴香儀數次，每次擴香數分鐘。

◆ 在需要時，使用聞香棒引導配方精油到它要治療的部位中。

❧ 鼻竇阻塞 ❧

當感染所造成的發熱問題消失，你現在只是想要處理鼻竇阻塞的狀況
時，這個配方是你最佳的選擇。

配　　方 ◆ 迷迭香：3 滴

◆ 薄荷：1 滴

◆ 百里香：1 滴

> 薄荷同時具有涼性和熱性的效果，讓它能夠十
> 分有效地促進能量循環流動。它也具有些收斂
> 效果，對於緩解黏稠型的發炎問題相當有幫助。

擴香方式 ◆ 每天在家使用霧化或是超音波擴香儀數次，每次擴香數分鐘。

◆ 隨身式擴香配件：嗅鹽相當適於在此狀況中使用，用以刺激組織
液流動排出。

❧ 淋巴引流 ❧

　　有些時候，這個問題事實上不是鼻竇所引起的，而是淋巴液的流動阻滯。許多身體所不要的液體會經由淋巴系統的作用被排除出體外。如果淋巴塞住了，其他的體液也會無處可去。使用這個配方治療淋巴系統真的非常有幫助！

配　　方 ◆ 檸檬：3 滴

　　　　　 ◆ 羅勒：1 ～ 3 滴

　　　　　 ◆ 月桂：1 ～ 3 滴

> 月桂對於停滯不動的淋巴循環特別有效，可以強化淋巴液的循環流動。據知，它是藉由減少熱能並讓濃稠液體的溼度增加，完成這樣的作用的。

擴香方式 ◆ 每天在家使用霧化式擴香儀數次，每次擴香數分鐘。

　　　　　 ◆ 溫熱蒸氣：大量且經常地使用蒸氣，可以讓香氣分子幫助淋巴液流動。透過淋浴產生的蒸氣擴香精油是最佳的選擇，因為它能夠讓全身的淋巴鏈都受益。

| 皮膚乾刷 |　「淋巴引流」配方很適合使用在皮膚乾刷（dry skin brushing）。這個驚人地技術能更有效促進淋巴系統的流動，以保持我們的健康。淋巴液就在皮膚表皮下方流動著，攜帶著死去的細菌、白血球以及其他身體不要的廢物。如同靜脈系統，淋巴系統主要也是藉由身體活動達到流動循環的作用——肌肉收縮能夠推動淋巴管並讓淋巴系統保持活動。

當我們生病的時候，淋巴流動通常會變得遲滯，但我們可以藉由和肌肉收縮作用方式相同的皮膚乾刷，達到刺激淋巴的效果。皮膚乾刷包括用短硬的刷毛輕柔地朝著心臟的方向掃過全身。「輕柔」是整個操作的關鍵！如果刷得太用力，它的作用位置會超過淋巴的所在位置，直接作用在較深的身體組織上。

你可以將數滴未稀釋的「淋巴引流」配方精油滴在手上，大力的搓拭雙手，然後迅速地用雙手從四肢朝著軀幹部位，將精油輕撫過全身上下，接著立刻操作皮膚乾刷的技巧增進這個配方的效果。可以在感冒時或是流感的季節，每天使用配方精油乾刷皮膚持續兩個禮拜（不要超過），以避免變得虛弱生病。

喉嚨痛

喉嚨痛通常是感冒或是流感發生的前兆，它是最常見的初始症狀之一。喉嚨痛也有可能是因體育活動、搖滾演唱會或是公共演講時使用過度而造成。暴露在刺激物之下也是另一個常見的原因，像是花粉、化學氣體以及香菸等物質，會迅速地讓喉嚨組織變得刺激、敏感。

不管原因是什麼，這個症狀的疼痛和刺激感真的難以讓人忽視，因為我們每天無時無刻，在呼吸、吞嚥、飲食及說話時，都會使用到我們的喉嚨。這些精油在許多記錄中都證實能夠有效減低喉嚨的疼痛以及不適感。

提升療效

除了擴香精油，也可以試著用鹽水漱口（見 172 頁）以及／或是讓蜂蜜緩緩地流淌入你的喉嚨裡，這兩者都是據實能有效夠對抗喉嚨疼痛的治療方法。

單方精油
- ◆ 肉桂 ◆
- ◆ 丁香 ◆
- ◆ 檸檬尤加利 ◆
- ◆ 藍膠尤加利 ◆
- ◆ 澳洲尤加利 ◆
- ◆ 薑 ◆
- ◆ 葡萄柚 ◆
- ◆ 杜松漿果 ◆
- ◆ 薰衣草 ◆
- ◆ 檸檬 ◆
- ◆ 沒藥 ◆
- ◆ 羅文沙葉 ◆
- ◆ 百里香 ◆

❖ 喉嚨感染 ❖

這個配方可以幫助你擊退造成喉嚨痛的感染根源。

配　　方　◆ 羅文沙葉：1 ～ 3 滴

　　　　　◆ 丁香或是杜松漿果：1 滴

　　　　　◆ 百里香：1 滴

擴香方式 ♦ 隨身式霧化擴香器：注意！這個
配方非常強烈，不要將它吸入你
的肺中；取而代之的是，透過你
的鼻子呼吸時，讓噴霧順勢進入
你的口腔以及喉嚨之中。

♦ 聞香棒：當你使用這個相對屬於
被動式擴香的方法時，你可以輕
柔地用嘴巴取代你的鼻子去呼吸。

♦ 蒸臉器：請總是使用溫水，小心謹慎地將蒸氣吸入。

羅文沙葉精油是對抗會造成喉嚨痛
的病毒的傳奇冠軍。我經常建議
加入 1 滴精油到 1 茶匙（5 毫升）
的蜂蜜中，最好可以使用麥蘆卡蜂
蜜。將上述的混和液含在嘴中，並
讓它緩慢地流入你的喉嚨中。這可
以作為預防的配方，或用以對抗正
在困擾你的喉嚨痛。

❧ 舒緩疼痛 ❧

當你吞嚥時會感到疼痛，其他許多的
行為也會讓你備感困難！吃飯、喝飲料、說
話、咳嗽以及打噴嚏都可能會讓喉嚨更加疼
痛！你可以試試這個配方以幫助舒緩惱人的
疼痛。

如果喉嚨痛的問題圍繞著家中或是
職場中的每一個人，請考慮將杜松
漿果加進任何複方精油中。草藥醫
師通常會在進入病房前咬一口杜松
漿果，因為它的揮發物在對抗空氣
傳播的感染源上十分有效。

配　　方 ♦ 尤加利（任何種類）：1 ～ 3 滴

♦ 薰衣草：1 滴

♦ 羅文沙葉：1 滴

擴香方式 ♦ 蒸臉器：這是使用這個配方的最好方式，因為溫暖、濕潤的空氣
可以準確地被移送到需要被舒緩的疼痛組織中。如同其他蒸氣類
薰香的使用方式，請用溫水擴香，而不是——熱水。

♦ 淋浴：滴 1 滴配方精油在毛巾上，將它放在臉上，然後溫柔地透

過你的鼻子緩慢呼吸。這和蒸臉器具有一樣的效果，而且也比較容易實行，因為無論如何你都需要洗澡。

♦ 隨身式霧化擴香器：當霧化分子撞擊你的喉嚨時，請試著不要將它吸入你的肺中，也就是說，讓它們停留在你的喉嚨中以形成一層精油薄膜。

❦ 取回聲音 ❦

失聲可能會讓你所有的日常活動變得更有挑戰性。試著想想在你一整天的行程中，你有多常使用到聲音！這個配方可以幫助你放鬆並且讓受傷的聲帶變得強健。

配　　方 ♦ 薑：3 滴

♦ 肉桂：1 滴

♦ 丁香：1 滴

使用「取回聲音」配方中的植物泡茶飲用，也同樣具有很好的作用！

擴香方式 ♦ 蒸臉器：透過打開嘴巴但使用鼻子呼吸這個動作，讓蒸氣輕柔地包覆住你的喉嚨。這個配方「非常」強烈，所以請小心使用，並且，不要試圖使用嘴巴呼吸。

❦ 過度使用 ❦

當你想要紓解因過度使用所導致的疼痛、發炎，具有舒緩疼痛及保濕效果的精油是最佳的選擇。

配　　方 ♦ 杜松漿果：1 滴

♦ 薰衣草：1 滴

♦ 沒藥：1 滴

「過度使用」配方是另一個可以使用在鹽水漱口中的不錯選擇（見下頁）。

擴香方式 ◆ 霧化式、超音波或是風扇式擴香儀：任何不須依靠熱能的擴香儀在這裡都是不錯的選擇。如同其他配方一樣，請讓揮發物在喉嚨上形成一層精油薄膜，而不是將它們吸入肺中。

◆ 隨身式擴香配件：規律和緩地吸入這個配方可能是獲得精油療效的最佳方式。

配方 1
◆尤加利（任何種類）：1 滴
◆葡萄柚：1 滴
◆百里香：1 滴

配方 2
◆檸檬：1 到 3 滴
◆丁香：1 滴
◆沒藥：1 滴

除了用於漱口以外，你也可以試試使用霧化擴香儀擴香這些配方。

| 鹽水漱口 |　當要使用鹽水漱口時，加入任一配方 4 滴～ 1 杯（250 毫升）混和了 1/4 茶匙（1 毫升）鹽巴的溫水中。請試著在兩個小時內將它全部使用完─譬如說，每半個小時就使用 1/4 杯（60 毫升）的混和液漱口。

鼻塞

鼻塞通常是某種潛在問題的症狀之一，像是鼻竇感染或是過敏。這裡所列舉的精油已被證實說能夠有效改善鼻塞所帶來的種種不適。大部分的精油具有打開鼻竇的效果，而其他的則具有讓濃稠的鼻涕變得稀薄的效果，讓鼻涕能夠順利的排出。不過，請記住，你一定要處理問題的根源才能夠讓鼻塞的問題一勞永逸（見 153 頁「過敏」，及 166 頁「鼻竇疼痛」）。

單方精油
◆ 月桂 ◆
◆ 藍艾菊 ◆
◆ 胡蘿蔔籽 ◆
◆ 檸檬尤加利 ◆
◆ 藍膠尤加利 ◆
◆ 澳洲尤加利 ◆
◆ 杜松漿果 ◆
◆ 檸檬 ◆
◆ 牛至 ◆
◆ 薄荷 ◆
◆ 羅馬洋甘菊 ◆
◆ 迷迭香 ◆
◆ 百里香 ◆

❧ 戰勝乾燥 ❧

當我們的鼻子感覺悶住的時候，通常是因為鼻子的黏膜層變的太乾所致。下列的配方具有保濕的效果，如果你使用蒸氣擴香，尤其有效。

配　　方 ◆ 胡蘿蔔籽：1 滴

◆ 杜松漿果：1 滴

◆ 羅馬洋甘菊：1 滴

擴香方式 ◆ 蒸臉器：這個擴香方式能夠有效地讓精油配方分布在我們所需的部位。一如往常，務必在使用儀器的時候保持雙眼緊閉。

◆ 淋浴：滴 1 滴配方精油在毛巾上，將它放在臉上，然後溫柔地透過你的鼻子緩慢呼吸。

◆ 加濕器：睡覺時，在臥室使用加濕器擴香配方精油，讓你一整晚都能夠浸潤在精油的療效中。

杜松漿果精油具有溫暖的效果，但不像其他熱性精油，它同時也具有保濕的效果。它主要是透過讓身體的液體組織重新分布，來達到保濕的效果。

173

⚜ 降低流量 ⚜

有的時候，鼻塞意指鼻涕流個不停！這個配方既不會讓黏膜變得太乾燥，又能夠達到收斂鼻涕的功效。

配　　方 ◆ 尤加利（任何種類）：3 滴

◆ 月桂：1 滴

◆ 檸檬：1 滴

所有的尤加利精油都具有溫暖及收斂的特性，非常適用於像是鼻塞等濕冷的問題。

擴香方式 ◆ 隨身式擴香配件：在需要時使用聞香棒或是嗅鹽。

◆ 隨身式霧化擴香儀：使用時，將儀器飄散出的精油薄霧朝向鼻子。

⚜ 暢通鼻腔 ⚜

在你感覺連一點點空氣都呼吸不到時，這個配方將像施作魔法般地暢通你的鼻子。

配　　方 ◆ 尤加利（任何種類）：3 滴

◆ 迷迭香：3 滴

◆ 薄荷：1 滴

擴香方式 ◆ 溫熱蒸氣：溫暖、濕潤的蒸氣能夠幫助香氣分子進入鼻竇當中。

◆ 聞香棒：在需要時吸嗅聞香棒，它能引導精油分子到達需要它們的地方。如果你喜歡的話，嗅鹽也具有相同的效果。

注意事項

「暢通鼻腔」配方非常強烈，並會讓你變得淚眼汪汪，所以在使用這個配方的時候，請保持雙眼緊閉。

❖ 消除感染 ❖

這個超級強效的配方具有會讓大多數人感到些許刺鼻的氣味，但它在對抗細菌和病毒的效果真的驚為天人。請小心使用它，特別是在剛開始的時候。

配　　方 ◆ 尤加利（任何種類）：3 滴

◆ 薄荷或牛至：1 滴

◆ 百里香：1 滴

> 牛至和百里香兩者都具有驚人的殺菌抗病毒的功效，並且據實驗證實，它們對於消滅特定菌株極其有效。

擴香方式 ◆ 溫熱蒸氣：溫暖、濕潤的蒸氣能夠幫助打開鼻道，並讓香氣分子能夠深入鼻腔當中。

◆ 加濕器：在入睡時，這個身體進入修復模式的時刻，擴香這個配方。

◆ 聞香棒：如果你感覺你需要頻繁地清理你的鼻腔，你可以使用聞香棒隨身攜帶配方香氣。

| 外用治療 | 「消除感染」配方可以被加進任何基底油中（見 243 頁），塗抹在鼻子裡面。請記住，從小劑量開始使用，而且你可能會覺得這個味道不太好聞。試著以 1 滴配方精油兌上 1/4 茶匙（1 毫升）基底油的比例去調配。使用棉花棒將調和油輕輕塗抹在鼻子裡面，但請小心不要插得太深，否則你可能會傷到細緻的鼻黏膜組織。

❖ 降低反應活性 ❖

當你免疫系統的敏感度降低，你的身體會以更加平衡的方式和外界反應，意指你的鼻子會更有可能保持暢通乾淨的狀態。在重新訓練你的免疫系統時，請每天使用這個配方數次。

配　　方
- ◆ 藍艾菊：3 滴
- ◆ 薄荷：1 滴
- ◆ 羅馬洋甘菊：1 滴

藍艾菊精油非常濃郁；只要一點點精油就能夠讓香氣持續很久很久。因為它具有冷卻的效果，因此可以用在任何發熱、發癢或是過敏的部位上。

擴香方式
- ◆ 霧化式擴香儀：每天一大早先使用霧化擴香儀擴香配方精油 5 ～ 10 分鐘。
- ◆ 溫熱蒸氣：如果清澈的黏液幾乎每天都會從你的鼻子流出，蒸氣擴香可能是降低你身體反應活性的最佳方式。
- ◆ 聞香棒：無論何時，只要你感覺過敏反應快要出現時，就使用它。

❖ 排出淋巴液 ❖

　　偶爾，鼻子是因為淋巴系統沒有正常地運作而塞住。因此只要讓淋巴液順暢流動就能夠讓鼻子中的分泌物全部排出。

配　　方
- ◆ 杜松漿果：3 滴
- ◆ 月桂：1 滴
- ◆ 檸檬：1 滴

月桂對於停滯不動的淋巴循環特別有效，可以強化淋巴液的循環流動。據知，它是藉由減少熱能並讓濃稠液體的溼度增加，來完成這樣的作用。

擴香方式
- ◆ 霧化擴香儀：在晚上使用大約 10 分鐘以幫助重新調整淋巴系統。
- ◆ 淋浴：滴 1 滴配方精油在毛巾上，然後將毛巾對折以讓精油不會直接接觸到你的皮膚。請非常溫柔地用毛巾輕撫脖子的兩側。結束時將毛巾放在你的鼻子上，然後透過你的鼻子緩慢呼吸。

皮膚的健康

面皰

不論它們長在哪裡，粉刺問題總是會讓人感到心痛，面皰的出現也非常不受人歡迎，更不用說它似乎總是在最糟糕的時刻大張旗鼓地爆發出來！此外，還有一個無法讓人感到開心的真相，那就是無論你用何種方式治療面皰，都很容易會讓它更惡化。這正是精油擴香能夠發揮長項的地方了——藉由蒸氣或是空氣將少量的精油分子輕柔地遞送到需要它們的地方，而且也不會加重原本讓人不悅的面皰問題。

單方精油

- ◆ 藍艾菊 ◆
- ◆ 胡蘿蔔籽 ◆
- ◆ 快樂鼠尾草 ◆
- ◆ 檸檬尤加利 ◆
- ◆ 乳香 ◆
- ◆ 永久花 ◆
- ◆ 薰衣草 ◆
- ◆ 檸檬 ◆
- ◆ 廣藿香 ◆
- ◆ 玫瑰天竺葵 ◆
- ◆ 鼠尾草 ◆
- ◆ 檀香 ◆
- ◆ 茶樹 ◆

皮膚保養祕訣

- ◆ 避免會破壞皮膚弱酸性皮脂膜以肥皂為基底的清潔用品；作為替代，請使用椰子油！椰子油可以在不破壞弱酸性皮脂膜的清狀態下將污垢帶走，是一個十分安全的清潔用品。
- ◆ 容易長痘痘的皮膚對稀釋過的蘋果醋反應非常好。安全的洗臉方式是，將蘋果醋用 1：9 的比例稀釋在水中使用。如果沒有將醋稀釋使用，它的酸性可能會讓皮膚燙傷。
- ◆ 蘆薈凝膠或是蘆薈果汁是作為化妝水及洗面液的極佳基

質，但使用前請先施作貼膚測試！有些人會對蘆薈感到敏感並發現它會讓
肌膚變得比較乾。

◆ 有些人發現烘焙用的小蘇打粉對於面皰的治療十分有效，但必須注意，小
蘇打粉本身還是有些刺激性的。

◆ 據知，紅花苜蓿是種可以幫助荷爾蒙平衡的草本植物，如果你每天飲用紅
花苜蓿茶，荷爾蒙性面皰的狀佪可能會有所改善。

◆ 如果你很容易長痘痘，可以考慮含有荷荷芭油、瓊崖海棠油或杏桃核仁油
的皮膚保養產品。

❧ 發紅發熱的面皰 ❧

面皰可能會變得非常熱且讓人感到疼痛。這個配方具有冷卻效果並能
夠緩解疼痛，此外，它還能夠降低治療部位的細菌量。

配　　方 ◆ 薰衣草：5 ～ 8 滴

◆ 玫瑰天竺葵：3 ～ 5 滴

◆ 藍艾菊：1 ～ 3 滴

> 如果妳選擇使用蘆薈汁作為基底，務必在使用
> 噴霧前先施行貼膚測試 (patch-test)，有些人對
> 蘆薈非常敏感，並發現皮膚會因此變得乾燥。

擴香方式 ◆ 精油噴霧：將完整配方加入 1/4 杯（60 毫升）的水或蘆薈汁中。
在需要的時候，將噴霧瓶搖晃均勻後，噴在臉上或是其他有痘痘
的身體部位。你可以將精油噴霧儲存在冰箱中以獲得更好的鎮靜
冷卻效果。

❧ 囊性痤瘡 ❧

這個疼痛無比的情況對於精油的反應十分良好，因為它們可以幫助毛
孔暢通並軟化堵塞的皮脂。囊性痤瘡配方也可以促進血液流動、分解疤痕
組織。

配　　方 ♦ 茶樹：5 ～ 8 滴

　　　　 ♦ 永久花：1 ～ 3 滴

　　　　 ♦ 鼠尾草：1 滴

阻塞的毛孔是囊性痤瘡生成的原因之一。荷荷芭油的組成和皮膚所分泌的皮脂十分相似。儘管看似會讓狀況惡化，但在長黑頭粉刺的地方使用荷荷芭油可以幫助暢通毛孔。

擴香方式 ♦ 超音波擴香儀：使用時，將精油薄霧對著你的臉或是其他的患部數分鐘，一天使用數次。

　　　　 ♦ 蒸臉器：針對囊性痤瘡的問題時，將你的蒸臉器設定在最低的溫度。接著，根據蒸臉器的大小，加入 1 ～ 3 滴配方精油到蒸臉器（請遵照蒸臉器所附的使用說明操作）

| 外用治療 | 這個配方也可以直接塗抹在囊泡上面——請用棉花棒輕輕地點在囊泡上。如果你發現它會造成皮膚不適，將鼠尾草精油替換成 3 滴薰衣草精油。

❀ 感染性痤瘡 ❀

擠痘痘通常可能會讓它受到感染，因為我們的手指寄宿著大量的細菌。擠痘痘也會讓組織受損並會導致生成疤痕的可能性大大增加。但如果你屈服在擠痘痘的誘惑下並造成感染發生，請使用這個配方治療感染。

配　　方 ♦ 檸檬尤加利：3 ～ 5 滴

　　　　 ♦ 茶樹：：3 ～ 5 滴

　　　　 ♦ 檸檬：1 ～ 3 滴

在使用蒸臉器的時候，請記住，保持雙眼緊閉是十分重要的事情。

擴香方式 ♦ 蒸臉器：根據蒸臉器的大小，加入 1 ～ 3 滴配方精油到蒸臉器（請遵照蒸臉器所附的使用說明操作）

| 外用治療 | 「感染性痤瘡」配方也可以局部塗抹使用，但請務必只將它抹在痤瘡上。蜂蜜，尤其是麥蘆卡蜂蜜，是很適合用在痤瘡治療的基底物質。使用比例為 1 滴配方精油兌上 1/4 茶匙（1 毫升）的蜂蜜，請每天將配方塗抹在痤瘡上數次。

❧ 黑頭粉刺 ❧

如果你的面皰上面有黑頭粉刺，可以考慮使用這個配方。

配　　方 ◆ 薰衣草：3 ～ 5 滴

◆ 檀香：1 ～ 3 滴

◆ 茶樹：1 滴

> 茶樹精油具有強效的殺菌抗病毒及治療的能力，是在治療面皰時的絕佳幫手。

擴香方式 ◆ 蒸臉：根據蒸臉器的大小，加入 1 ～ 3 滴配方精油到蒸臉器（請遵照蒸臉器所附的使用說明操作）。

| 外用治療 | 可以將 1 滴「黑頭粉刺」配方加進 1 顆蛋白中或是 1/4 杯（60 毫升）的全脂優格中（但不要同時使用兩者！），然後將它塗抹在整張臉上。

❧ 荷爾蒙性面皰 ❧

有些人只在荷爾蒙轉變的期間大量冒痘。這個配方可以幫助平衡身體的荷爾蒙。

配　　方 ◆ 胡蘿蔔籽：3 ～ 5 滴

◆ 快樂鼠尾草：3 ～ 5 滴

◆ 乳香：1 ～ 3 滴

> 快樂鼠尾草能夠有效地平衡我們血液中的荷爾蒙，而胡蘿蔔籽在促進血液流動上有非常好的效果。

擴香方式 ◆ 蒸臉器：根據蒸臉器的大小，加入 1 ～ 3 滴配方精油到蒸臉器（請遵照蒸臉器所附的使用說明操作）。

| 外用治療 | 將 1 滴「荷爾蒙性面皰」配方加入 1/4 茶匙（1 毫升）的蘆薈汁中做成洗面液（如果你會對蘆薈過敏，則將配方加入溫水中即可），將臉清洗乾淨。這個配方本身就對面皰的治療非常有效。

肌膚老化

　　隨著年紀的增長，我們的皮膚也會跟著變化。雖然皮膚會製造負責組織修復的生長荷爾蒙，但皮膚所分泌的荷爾蒙量通常會隨著年紀增長而下降。因為皮膚自身的修復能力變慢，所以我們會見到張力變小、鬆弛的皮膚組織以及皺紋的出現（皺紋很大部分跟疤痕組織很像——表皮下面的組織因為過分勞累而無法有效地修復自身細胞）。

　　當談到肌膚修復以及回春效果時，精油可是有相當輝煌的記錄呢！

單方精油

- ◆ 藍艾菊 ◆
- ◆ 胡蘿蔔籽 ◆
- ◆ 快樂鼠尾草 ◆
- ◆ 乳香 ◆
- ◆ 永久花 ◆
- ◆ 薰衣草 ◆
- ◆ 廣藿香 ◆
- ◆ 玫瑰 ◆
- ◆ 玫瑰天竺葵 ◆
- ◆ 檀香 ◆

❖ 血循遲滯 ❖

　　當血液循環變慢的時候，通常會伴隨著暗沉蒼白或是發黑等變化。有的時候，發黑的部位可能會帶著些紫色。

配　　方 ◆ 玫瑰：1～3 滴

　　　　　◆ 胡蘿蔔籽：1 滴

　　　　　◆ 永久花：1 滴

擴香方式 ◆ 淋浴：滴 1 滴配方精油在毛巾上，然後將毛巾對折以讓精油不會直接接觸到你的皮膚。在淋浴的時候，溫柔地用毛巾輕輕地按壓臉部數分鐘。

　　　　　◆ 蒸臉器：根據蒸臉器的大小，加入 1～3 滴配方精油到蒸臉器。（請遵照蒸臉器所附的使用說明操作）

在你淋浴或是使用完蒸臉器之後，在臉上灑上一些冷水，並且幫自己來個輕柔的臉部按摩。

❧ 肝斑 ❧

這些黑點或是斑塊通常出現在會重複曝曬到太陽的位置，像是臉部或是手上。通常在 50 歲以上的人身上經常會看到肝斑。

配　方 ◆ 乳香：3 滴

　　　　 ◆ 檀香：1～3 滴

　　　　 ◆ 胡蘿蔔籽：1 滴

因為乳香精油會促進健康的肌膚生成，所以它被使用在許多肌膚保養的配方中。

擴香方式 ◆ 淋浴：這方法可以促進血液的流動——滴 1 滴配方精油在毛巾上，然後將毛巾對折，以讓精油不會直接接觸到你的皮膚。在淋浴的時候，溫柔地用毛巾輕輕地按壓肝斑處數分鐘，然後再噴灑一些冷水在臉上。

　　　　 ◆ 霧化擴香儀：如果長肝斑的部位有出現像是發紅或是蜘蛛網狀靜脈曲張（見下方）等熱性徵候，可以試著對受影響的部位每天使用霧化擴香儀數次，每一次都讓該部位浸潤在精油分子中數分鐘之後，接著使用下述的外用治療配方。

| 外用治療 | 我們可以將「肝斑」配方加進玫瑰果油中，針對斑點部位局部塗抹。調和比例為 1 滴配方精油兌上 1/4 茶匙（1 毫升）的基底油。

❧ 蜘蛛網狀靜脈曲張 ❧

蜘蛛網狀靜脈曲張，或稱毛細血管擴張症，是指皮膚表皮附近迸出因微血管擴張或破裂而產生的又小又紅的區域，它們在按壓的時候通常會消失一陣子，並在血液急速回流後又再度出現。這個配方可以幫助身體重新吸收這些沒有作用的靜脈。

配　　　方　◆ 玫瑰天竺葵：3 ～ 5 滴

　　　　　　◆ 乳香：3 滴

　　　　　　◆ 永久花：1 滴

蒸氣可能會讓蜘蛛網狀靜脈曲張發炎，因此請避免將配方加入蒸臉器中或是淋浴時使用。

擴香方式　◆ 超音波擴香儀：讓臉部或是其他受影響的身體部位浸潤在精油薄霧中數分鐘，每天使用數次。

| 外用治療 | 將「蜘蛛網狀靜脈曲張」配方加入沙棘油或玫瑰果油中，局部塗抹使用。調和比例為 1 滴配方精油兌上 10 滴基底油。

❧ 乾燥斑塊 ❧

　　有的時候，乾燥的皮膚斑塊會出現在臉上，特別是在具有混和肌的人身上，這個配方具有增加血液循環和增加濕度的效果，有益於這樣的狀況。

像超音波或是霧化式擴香儀這樣，可以產生細緻薄霧的擴香器，對乾燥肌膚的效果最好，而且，乾燥肌通常也能夠承受溫熱蒸氣所帶來的些許不適。

配　　　方　◆ 乳香：3 ～ 5 滴

　　　　　　◆ 胡蘿蔔籽：1 ～ 3 滴

　　　　　　◆ 廣藿香：1 滴

擴香方式　◆ 超音波或霧化式擴香儀：讓出現乾燥斑塊的臉部區域浸潤在精油薄霧中。

　　　　　　◆ 蒸臉器：將蒸臉器的溫度設為最低溫，因為熱能通常會加重乾燥的情形。接著根據蒸臉器的大小加入 1 ～ 3 滴配方精油到蒸臉器。（請遵照蒸臉器所附的使用說明操作）

| 外用治療 | 如果你想要將「乾燥斑塊」配方局部塗抹使用，那就以 1 滴配方精油兌上 10 滴基底油的比例，將配方精油加入昆士蘭果油中使用。

❧ 發紅疼痛的斑塊 ❧

　　針對出現在皮膚任一位置處的發紅疼痛斑塊，可以考慮具有冷卻和舒緩效果的配方。

配　　方 ♦ 薰衣草：3 ～ 5 滴

♦ 藍艾菊：3 滴

♦ 玫瑰：1 滴

> 藍艾菊精油具有冷卻所有種類的發炎反應的效果。因此可以考慮使用藍艾菊精油在任何讓皮膚感覺刺激的狀況中。

擴香方式 ♦ 超音波擴香儀：讓出現發紅斑塊的區域浸潤在精油薄霧中之後，接著使用下面所建議的外用治療配方。

| 外用治療 | 將「發紅疼痛的斑塊」配方加進沙棘油中，局部塗抹使用。調和比例為 1 ～ 3 滴配方精油兌上 1/4 茶匙（1 毫升）的基底油。沙棘油對於降低熱性反應有著十分驚人的效果。

❧ 停經後大量冒痘 ❧

　　荷爾蒙失衡會在我們生命中的任一時刻造成大量冒痘的情況，甚至包括停經之後。

配　　方 ♦ 檀香：1 ～ 3 滴

♦ 快樂鼠尾草：1 滴

♦ 玫瑰天竺葵：1 滴

> 快樂鼠尾草同時具有冷卻及保濕的效果，讓它非常適合使用在熱、乾的狀況中。它對於荷爾蒙失衡也具有顯著的改善效果。

擴香方式 ♦ 蒸臉器：根據蒸臉器的大小，加入 1 ～ 3 滴配方精油到蒸臉器（請遵照蒸臉器所附的使用說明操作）。

♦ 淋浴：將數滴配方精油滴在毛巾上，然後將毛巾對折以讓精油不會直接接觸到你的皮膚。在淋浴的時候，溫柔地用毛巾輕輕地按壓大量冒痘的部位數分鐘。

| 外用治療 | 加入 1 滴「停經後大量冒痘」配方到 10 滴的荷荷芭油之中，並且直接將它塗抹在長痘痘的地方，最好是在晚上使用這個配方，因為皮膚通常是在我們睡著之後才進行修復的工作。

❧ 肌膚下陷 ❧

　　當我們年齡增長時，皮膚組織會失去彈性並且變得比較沒有張力。這個配方可以改善這樣的情況！

皮膚組織通常會因為脫水而下陷，溫熱蒸氣能夠幫助你改善這樣的情況。

配　　方 ◆ 胡蘿蔔籽：3 滴

　　　　　◆ 玫瑰 天竺葵：3 滴

　　　　　◆ 永久花：1 ～ 3 滴

想要知道有關這些以及更多基底油的資訊，請參見附錄 1（243 頁）。

擴香方式 ◆ 蒸臉器：根據蒸臉器的大小，加入 1 ～ 3 滴配方精油到蒸臉器（請遵照蒸臉器所附的使用說明操作）。

　　　　　◆ 超音波或霧化式擴香儀：將你在意的部位浸潤在精油薄霧中數分鐘，每天使用數次。

| 使用在老化肌膚的基底油 |

◆ 阿甘油（Argan oil）：這個具有滋養、滋潤效果的油，又稱為摩洛哥堅果油（Morocco oil），它可以顯著地改善老化肌膚的張力。

◆ 酪梨油（Avocado oil）：雖然它的質地非常油膩，但卻可以有效地被吸收進肌膚裡。可以試著加入數滴配方精油到搗成泥狀的酪梨中，作為面膜使用。務必將酪梨完全搗碎後，再將它和精油混和均勻。

◆ 昆士蘭果油（Macadamia nut oil）：這款堅果油可以強化變薄的肌膚組織。它可以有效地被吸收進皮膚中且不會留下油漬。

◆ 玫瑰果油（Rosehip oil）：富含可以促進肌膚修復的維他命 C，玫瑰果油在減少疤痕、皺紋以及斑點的生成上，真的具有相當神奇的功效。

◆ 沙棘油（Sea buckthorn oil）：從鮮豔的柑橘類果實壓榨而來，沙棘油特別有助於曬傷或是任何和熱有關的肌膚問題。

乾燥肌

　　肌膚乾燥的問題在我們生命中的任何一個時間點，都有可能會發生，但當我們年紀增長時，它發生的可能性絕對會變高！然而，如果我們有全面地照顧我們自己，就不太容易會有乾燥肌的問題。

　　值得注意的是，暗沉、乾燥的皮膚可能是身體內部失衡的前兆。其它造成乾燥肌的原因包括：水分攝取量不足、飲食中的油脂品質不佳、慢性疾病以及情緒壓力，尤其是休克，可能會以非常顯而易見的方式快速影響我們的皮膚狀況。

❧ 乾燥的深層皺紋 ❧

　　雖然許多精油配方可以幫助我們淡化小細紋，但要處理已經形成的深層皺紋可是相當困難。實際上，皺紋組織的產生就像疤痕組織一樣，是因為受損或是過度使用而失去再生能力所致。這個配方能夠幫助改善這個狀況。

配　　方 ◆ 永久花：3 滴

　　　　　 ◆ 廣藿香：1 ～ 3 滴

　　　　　 ◆ 鼠尾草：1 滴

> 長久以來，因為廣藿香在平衡乾燥、疲憊的皮膚組織上，具有相當驚人的效果，所以經常被使用在皮膚保養的配方中。

擴香方式 ◆ 蒸臉器：根據蒸臉器的大小，加入 1 ～ 3 滴配方精油到蒸臉器（請遵照蒸臉器所附的使用說明操作）。請每天使用，最多持續 2 個禮拜，然後換成更滋養的精油配方，像是第 187 ～ 188 頁的「乾燥的熟齡肌膚」配方。

| 外用治療 | 加入 1 滴「乾燥的深層皺紋」配方到 1/4 茶匙（1 毫升）的玫瑰果油中，並將它直接塗抹在深層皺紋上。務必在使用 2 個禮拜後，就換成更滋養的精油配方。

❧ 肌膚暗沉 ❧

　　一般來說，皮膚上會有可愛的光澤感，我們稱為「容光煥發」的生命力展現。如果你的皮膚看起來是暗沉的，請透過改變你的飲食習慣、注意水分攝取，以及使用這個配方來處理這個問題。

配　　方　◆ 永久花：3 滴

　　　　　　◆ 胡蘿蔔籽：1 滴

　　　　　　◆ 廣藿香：1 滴

> 在使用蒸臉器的時候，請記住，保持雙眼緊閉是十分重要的事情。

擴香方式　◆ 蒸臉器：根據蒸臉器的大小，加入 1 ～ 3 滴配方精油到蒸臉器（請遵照蒸臉器所附的使用說明操作）。

　　　　　　◆ 淋浴將：1 滴配方精油滴在濕毛巾上，然後將毛巾對折以讓精油不會直接接觸到你的皮膚。在淋浴的時候，溫柔地用毛巾輕輕地按壓臉部 1 ～ 2 分鐘。

❧ 乾燥的熟齡肌膚 ❧

　　雖然熟齡肌膚變得乾燥通常是因為一直以來肌膚缺乏照護所致，但荷爾蒙的狀態也可能導致乾燥的問題（請見第 130 頁，停經）。不要感到絕望！規律地使用這個配方能夠讓你的膚況有相當明顯的改善。

配　　方　◆ 乳香：3 滴

　　　　　　◆ 玫瑰天竺葵：1 滴

　　　　　　◆ 檀香：1 滴

> 「乾燥的熟齡肌膚」配方是十分有效的保濕配方，而且其聞起來具有神聖感！

擴香方式 ♦ 蒸臉器：根據蒸臉器的大小，加入 1～3 滴配方精油到蒸臉器
（請遵照蒸臉器所附的使用說明操作）。

| 外用治療 | 如果你是因為荷爾蒙的變化而導致肌膚乾燥的狀況，請將「乾燥的
熟齡肌膚」配方加入月見草油或是昆士蘭果油中——1～3 滴的配方精油兌上 1
茶匙（5 毫升）的基底油，然後將它作為外用配方塗抹使用。

⚜ 濕疹 ⚜

濕疹的背後總是有一個更大的潛藏問題，在緩解皮膚的不適狀況前，
我們需要先處理這個潛藏的失衡狀態。在此同時，這個配方可以幫助緩解
皮膚的疼痛和搔癢感。

配　　方 ♦ 薰衣草：3～5 滴
　　　　　 ♦ 藍艾菊：3 滴
　　　　　 ♦ 沒藥：1 滴

> 酪梨油可以深度滋養我們的皮膚，而且它是少
> 數來自植物的脂肪來源之一。將搗成泥狀的酪
> 梨作為局部治療，可以有效改善濕疹的問題！

擴香方式 ♦ 淋浴：將 1～3 滴配方精油滴在濕毛巾上，然後將毛巾對折以讓
　　　　　　 精油不會直接接觸到你的皮膚。在淋浴的時候，溫柔地用毛巾輕
　　　　　　 輕地按壓長濕疹的皮膚區域。

| 外用治療 | 「濕疹」配方也可以局部塗抹使用。請將 1～3 滴的配方精油加進 1
茶匙（5 毫升）的杏仁油，或是酪梨油之中使用。

油性肌

在荷爾蒙變化的時候，皮膚通常會變得比較油，像是青春期或是停經的時候。另外，女性在每個月的生理期間，油脂的分泌也會增加。試著使用這些精油，以幫助你平衡過分油膩的肌膚狀況。

單方精油

◆ 羅勒 ◆

◆ 快樂鼠尾草 ◆

◆ 檸檬尤加利 ◆

◆ 薰衣草 ◆

◆ 檸檬 ◆

◆ 薄荷 ◆

◆ 玫瑰 ◆

◆ 玫瑰天竺葵 ◆

....

❖ 荷爾蒙變化 ❖

這個配方中的精油在歷史的記載中，都成功地讓荷爾蒙在轉變期間維持很好的平衡。

配　　方 ◆ 薰衣草：3 ～ 5 滴

　　　　　◆ 快樂鼠尾草：3 滴

　　　　　◆ 玫瑰天竺葵：3 滴

擴香方式 ◆ 蒸臉器：根據蒸臉器的大小，加入 1 ～ 3 滴配方精油到蒸臉器中（請遵照蒸臉器所附的使用說明操作）。

　　　　　◆ 淋浴：在濕毛巾上滴 1 滴配方精油並將毛巾對折，這樣一來精油就不會直接接觸到妳的皮膚。接著，在淋浴的時候，用毛巾輕輕地按壓臉部數分鐘。

和人們普遍的認知相抵觸，油膩食物並不會造成肌膚出油（雖然它可能會導致其他的問題），尤其是當我們以橄欖油或葵花油等健康的油品來烹調食物時

| **外用治療** | 若要使用「荷爾蒙變化」配方做局部治療，請將 1 滴配方精油加入 1/4 茶匙（1 毫升）的基底油中。譬如說：榛果油，並將它塗抹在出油的肌膚上。

❧ 恢復受傷肌膚 ❧

　　有些時候，我們因為使用了某些錯誤的產品（見 191 頁，避開界面活性劑）而不經意地虐傷了我們的肌膚。當你停止使用任何會導致你出油的產品之後，試試這個配方，以讓你的皮膚再度回到平衡狀態。

配　　方 ◆ 薰衣草：3 ～ 5 滴

　　　　　　◆ 檸檬尤加利：3 滴

> 玫瑰精油的保濕屬性，讓它非常適合調配在肌膚保養的配方中。

　　　　　　◆ 玫瑰：1 滴

擴香方式 ◆ 蒸臉器：根據蒸臉器的大小，加入 1 ～ 3 滴配方精油到蒸臉器中（請遵照蒸臉器所附的使用說明操作）。

　　　　　　◆ 淋浴：在濕毛巾上滴 1 滴配方精油並將毛巾對折，這樣一來精油就不會直接接觸到妳的皮膚，接著，在淋浴的時候，用毛巾輕輕地按壓臉部數分鐘。

| **外用治療** | 將 1 ～ 2 滴「恢復受傷肌膚」配方，加到 1/4 茶匙（1 毫升）較溫和的基底油中。譬如說：荷荷芭油，以自製美容液。接著，在出油的部位塗上薄薄的一層美容液就可以了。

❧ 煥然一新 ❧

　　有的時候，移除肌膚上過量的油脂能夠讓人感到心情愉悅。這個配方會在不讓皮膚受損的情況下將油脂去除，但使用完後務必立刻使用能夠平衡肌膚油脂的配方，像是「荷爾蒙變化」配方（151 頁）。

配　　方　◆ 羅勒：1 ～ 3 滴

　　　　　◆ 檸檬：1 滴

　　　　　◆ 薄荷：1 滴

當你使用蒸臉器時，要記得，在結束之前，保持雙眼緊閉是相當重要的事。

擴香方式　◆ 蒸臉器：根據蒸臉器的大小，加入 1 ～ 3 滴配方精油到蒸臉器中（請遵照蒸臉器所附的使用說明操作）。

　　　　　◆ 淋浴：在濕毛巾上滴 1 滴配方精油並將毛巾對折，這樣一來精油就不會直接接觸到妳的皮膚，接著，在淋浴的時候，用毛巾輕輕地按壓出油的部位。

| 避開介面活性劑 | 不要使用以肥皂為基底的清潔用品！它們通常會讓表皮受損。當皮膚的天然油脂成分被除去時，油脂的生成會變得過度運作並讓問題惡化。有趣的是，以油為基底的清潔用品才是最好的選擇。許多有油性肌的人發現，椰子油非常有幫助；試試加入一點點法國綠色礦泥到椰子油中，它能夠在不破壞皮膚油脂結構的狀態下，被皮膚吸收。

紅疹

單方精油

◆ 羅勒 ◆
◆ 藍艾菊 ◆
◆ 丁香 ◆
◆ 檸檬尤加利 ◆
◆ 薰衣草 ◆
◆ 廣藿香 ◆
◆ 薄荷 ◆
◆ 羅文沙葉 ◆
◆ 玫瑰天竺葵 ◆
◆ 檀香 ◆
◆ 茶樹 ◆

皮膚也是排泄器官，意指它能夠清除我們身體中的毒素。紅疹的出現通常代表我們的身體裡存在著某些潛藏的問題，因為身體會試圖利用皮膚的毒素清除能力解決這些潛藏的問題。外用的類固醇通常會讓情況變得更糟，因為它們會透過壓制症狀妨礙皮膚自然的排毒功能。精油，在另一方面，會增進身體排毒的功能，既能夠舒緩疼痛搔癢的症狀又能夠幫助身體痊癒。

藍艾菊精油具有冷卻所有種類的發炎反應的效果。因此可以考慮使用藍艾菊精油在任何讓皮膚感覺刺激的狀況中。

❖ 過敏性紅疹 ❖

許多過敏反應會伴隨著有搔癢感的紅疹。這個配方可以讓搔癢感停止、舒緩我們的皮膚。

配　　方 ◆ 薰衣草：3～5 滴

◆ 檸檬 尤加利：1～3 滴

◆ 藍艾菊：1 滴

擴香方式 ◆ 霧化式或是超音波擴香儀：針對伴隨著許多熱性徵候的紅疹，像是發紅以及／或是乾裂的皮膚。請將擴香儀產生的精油薄霧對著出現紅疹的皮膚區域使用。

◆ 聞香棒：請在需要時使用。吸嗅精油可以讓過分

活躍的免疫反應沉靜下來，進而幫助降低整體的系統活性。

◆ 淋浴：將數滴配方精油滴在濕毛巾上，然後將毛巾對折以讓精油不會直接接觸到你的皮膚。在淋浴的時候，溫柔地用毛巾輕輕地按壓出疹的皮膚處。

❖ 蕁麻疹 ❖

試試看這個配方以幫助你舒緩過敏性的蕁麻疹。

配　　方 ◆ 薰衣草：5 ～ 8 滴

◆ 檀香：1 ～ 3 滴

◆ 羅勒：1 滴

> 務必使用合法種植來源的檀香精油。

擴香方式 ◆ 淋浴：加入數滴配方精油到溫熱的濕毛巾上，並且在淋浴的時候使用。先讓精油擴香在淋浴時所產生的蒸氣中一段時間，然後弄濕毛巾並將它對折，如此一來，精油便不會直接接觸到你的皮膚。接著，溫柔地用毛巾擦拭皮膚搔癢的區域。

| 外用治療 | 「蕁麻疹」配方也可以加進荷荷芭油中，直接塗抹在肌膚上使用。調和比例為 5 滴配方精油兌上 1/4 茶匙（1 毫升）的荷荷芭油。

❖ 植物引發的紅疹 ❖

如果你接觸到其精油成分會導致紅疹的的植物，像是野葛、橡木或是漆樹，我們最重要的動作是盡快將皮膚上所有這些植物的精油來源（通常是稱為漆酚的樹脂）移除。將肥皂和溫水一起使用相當有效，如果你無法使用肥皂和溫水，在皮膚上擦拭酒精也會有幫助。

　　一旦你確定所有的漆酚都被除去了，那就試試這個精油配方以降低你產生水皰及發癢的可能性。

配　　方 ◆ 薰衣草：3 ～ 5 滴
　　　　　　◆ 羅勒；1 ～ 3 滴
　　　　　　◆ 薄荷：1 滴

> 千萬不要在移除皮膚上的漆酚之前，就去治療植物引發的紅疹。否則，這個治療最後只會讓問題變得更嚴重。

擴香方式 ◆ 淋浴：將 1 ～ 3 滴配方精油滴在濕毛巾上，然後將毛巾對折以讓精油不會直接接觸到你的皮膚。在淋浴的時候，溫柔地用毛巾輕輕地按壓出疹的皮膚處。

| 蚊蟲叮咬 | 使用這個簡單的外用配方快速消除搔癢感：
◆ 藍艾菊：3 滴
◆ 薰衣草：3 滴
◆ 茶樹：1 滴

這個配方真的需要塗抹在皮膚上才會有效果。這或許是唯一一個我會考慮不稀釋直接塗抹使用的精油配方，因為它相當安全，且不稀釋使用會比較有效。請在需要的時候，將 1 滴配方精油滴在棉花棒上，然後輕點在蚊蟲叮咬處。

❧ 帶狀皰疹 ❧

　　帶狀皰疹是潛伏在神經節中的病毒所產生的失衡狀況。當這些病毒變得活躍，它會讓神經分佈區域的皮膚變得相當敏感且極度疼痛。

　　這個配方能夠幫助降低神經的敏感性並且減少潛伏的病毒量。

配　　方 ◆ 檸檬尤加利：3 ～ 5 滴
　　　　　　◆ 羅文沙葉：3 滴
　　　　　　◆ 玫瑰天竺葵：3 滴

擴香方式　◆ 霧化擴香儀：在這個狀況下，能夠接觸到越多霧化薄霧中的精油分
子，便越有幫助。請將精油薄霧直接對著帶狀皰疹的區域使用。

　　　　　　◆ 淋浴：至多將 5 滴配方精油滴在濕毛巾上，然後將毛巾對折，以
讓精油不會直接接觸到你的皮膚。在淋浴的時候，溫柔地用毛巾
輕輕按壓長出水皰的皮膚處。

其他健康問題

頭痛

單方精油

◆ 黑胡椒 ◆
◆ 藍艾菊 ◆
◆ 快樂鼠尾草 ◆
◆ 藍膠尤加利 ◆
◆ 薑 ◆
◆ 永久花 ◆
◆ 薰衣草 ◆
◆ 香蜂草 ◆
◆ 薄荷 ◆
◆ 玫瑰天竺葵 ◆
◆ 迷迭香 ◆
◆ 鼠尾草 ◆
◆ 穗甘松 ◆
◆ 岩蘭草 ◆

　　頭痛會因為各種不同的原因出現，並會影響到頭部的不同區域，甚至會影響到頸部。舉例來說，叢發性頭痛通常會出現在某邊眼睛的周圍，然而巔頂性頭痛通常會在頭頂感覺有刺痛點。因為每一種類型的頭痛都有不同的病因或根本原因，不同的頭痛能夠受益於不同的單方精油和複方精油。

　　所有種類的頭痛都能因為補充水分和放鬆獲得改善，所以當頭痛侵襲你的時候，可以先試試補充水分和安靜地坐在昏暗的房間中。除了偏頭痛以外，足浴也幾乎對所有類型的頭痛都有效果。大部分的精油配方可以直接加入數滴精油在足浴中使用，它能夠幫助減少頭痛所造成的壓力及疼痛感。

足浴與頭痛

　　大部分頭痛狀況的主因為頭部充血。幫助頭部的血液移出並導向四肢部位，可以幫助我們舒緩頭痛。可以在足浴中使用能讓人發熱的物質，像是芥末粉—將 1 大匙（15 毫升）的粉末加

進足浴盆的水中——它會讓我們下肢的血管擴張，讓該方向的血流增加。同時，將薄荷精油敷包敷在脖子後方，讓頭部的血管收縮，可以幫助頭部阻滯的血液向外流入其他的身體部位中。這樣的組合會有相當驚人的治療效果！不過，如果你經常有低血壓的表現，請避免使用這樣的治療。

✤ 偏頭痛 ✤

　　儘管經歷了多年的研究，偏頭痛仍然是個神祕的問題。最近的研究顯示，身體中某些胺基酸的數量在偏頭痛的時候會增加，這提供了我們找到偏頭痛治療方式的新方向。直到這個疾病（或是一系列的症狀，毫無虛假）真正被瞭解之前，使用下列的精油可以幫助你避開可能發生的偏頭痛，以及，在偏頭痛襲擊你時，減少它的嚴重程度。

配　　方 ♦ 薰衣草：8 ～ 10 滴

　　　　　♦ 藍艾菊：1 滴

　　　　　♦ 薄荷：1 滴

這個偏頭痛配方，可能可以有效緩解所有類型的頭痛。

擴香方式 ♦ 霧化擴香儀：在前驅症狀中的第一個預兆出現時，在昏暗、安靜的房間使用擴香儀擴香。

　　　　　♦ 聞香棒：因為偏頭痛可能在任何時間點襲擊你，隨身攜帶聞香棒是個不錯的做法，讓你在需要時隨時使用。

注意事項

　　在少數的案例中，偏頭痛患者說某些氣味會引發或加重偏頭痛，雖然這通常是因合成香精所致。但在我們第一次使用精油治療偏頭痛的時候，仍需多加注意。

| 外用治療 | 在前驅症狀中的第一個預兆出現時，像是疲憊、暴躁不安或是視覺的預兆，加入 3 滴「偏頭痛」配方到 1/2 茶匙（2 毫升）大麻籽油（hempseed oil）中，並且使用它按摩頸部以及頭部。

❧ 緊張性頭痛 ❧

　　緊張性頭痛跟其他種類的頭痛比起來，可能較為普遍。正如其名，它的疼痛通常是因為出現在脖子或是肩膀部位的壓力及緊張所致。許多患者描述緊張性頭痛，彷如頭部被一個很緊的帶子纏繞住。

配　　方 ◆ 薑：3～5 滴

◆ 黑胡椒：1 滴

◆ 永久花：1 滴

請注意，薑以及黑胡椒兩者都可能導致或是增加發紅的情形，因為這兩種精油具有增加血液循環的作用。

擴香方式 ◆ 霧化擴香儀：在緊張性頭痛的徵兆出現時，擴香精油數分鐘。

◆ 淋浴：將數滴配方精油滴在濕毛巾上，然後將毛巾對折以讓精油不會直接接觸到你的皮膚。在淋浴的時候，輕柔地用毛巾交替按壓脖子後方以及前額處。

| 外用治療 | 將 1 滴「緊張性頭痛」配方加入 1/4 茶匙（1 毫升）的基底油中，譬如說：向日葵花油，然後使用它按摩頭部以及頸部。

❧ 竇性頭痛 ❧

　　因為這類型的頭痛通常是因鼻竇感染所致，這裡所推薦的精油在讓鼻竇暢通的同時，還能清除鼻竇中的感染源。這個配方對於緩解因為過敏或感冒所造成的鼻竇疼痛也同樣有效。

配　　方 ◆ 藍膠：尤加利：3 滴

◆ 永久花：1～3 滴

◆ 薄荷：1 滴

有些整合醫學的治療師會將 1 滴「竇性頭痛」配方點在棉花棒上，並將它插進鼻孔裡。如果你決定要試試這個方法，請格外謹慎！這些精油十分強勁，可能會造成相當強烈的反應。此外，千萬不要將棉花棒插得太深入——大部分的治療師會使用能夠深入鼻竇洞口又不會讓鼻腔阻塞的特長棉棒，但使用普通的棉花棒應該無法輕易做到。

擴香方式 ♦ 超音波擴香儀：請每天擴香數次，每次擴香數分鐘。特別是當有感染或是發紅這樣的熱性徵候，伴隨你的頭痛出現時。使用冰涼的水作為介質，可以確保你的問題不會因為溫度的增加而加劇。

　　　　　♦ 淋浴：將數滴配方精油滴在濕毛巾上，然後將毛巾對折以讓精油不會直接接觸到你的皮膚。在淋浴的時候，輕柔地用毛巾交替按壓額竇以及前額處。

　　　　　♦ 聞香棒：請於需要時使用，尤其是在鼻竇阻塞的急性期間。

❧ 荷爾蒙頭痛 ❧

　　這個配方對於經常發生在每個月荷爾蒙變化期間的頭痛特別有效。它對於停經前後所發生的頭痛也同樣有所助益。

如果你的頭痛是在經期的期間，隨著某些可以預測的固定模式而來，請在通常會發生頭痛的第一天（通常是經期起始日的前 1 天或前 2 天），試試這個配方。

配　　　方 ♦ 香蜂草或是薰衣草：3 ～ 5 滴

　　　　　♦ 快樂鼠尾草：1 ～ 3 滴

　　　　　♦ 玫瑰天竺葵：1 ～ 3 滴

擴香方式 ♦ 霧化擴香儀：當你準備上床睡覺時，請啟動擴香儀擴香並設置好計時器，如此一來，便能夠確保它只會擴香 15 分鐘。

　　　　　♦ 你可以使用隨身式擴香配件，譬如說；聞香棒。請在頭痛的首發徵兆出現時吸嗅它，但請不要持續使用超過 1 天或是 2 天的時間。

| **外用治療** | 這個配方也可以加入月見草油中使用，使用比例為 1 滴配方兌上 1/4 茶匙(1 毫升)的月見草油(基底油)。請將它塗抹在太陽穴、前額或是頸部後方——任何頭痛經常發生的地方。

❧ 叢發性頭痛 ❧

　　這類頭痛就像一連串沒完沒了的災難，每次的發作時間大約會持續
15 分鐘，有些人甚至會經歷長達數小時的疼痛。當你的頭痛消失了一段
很長的時間後，它們可能又會再次侵襲你數天或數個月之久。

配　　方 ◆ 迷迭香：1～3 滴

　　　　　 ◆ 鼠尾草：1 滴

　　　　　 ◆ 穗甘松：1 滴

> 叢發性頭痛通常只會出現在一邊，
> 而且可能會伴隨其他症狀的發生，
> 像是發紅或是眼睛疼痛。

擴香方式 ◆ 風扇式擴香儀或是霧化擴香儀：如果你的穗甘松精油相當濃稠（依
　　　　　 照產地的不同而有所差異），請使用風扇式擴香儀；如果它比較
　　　　　 清澈，霧化擴香儀是擴香的首選。請在疼痛的首發徵兆出現時，
　　　　　 擴香配方精油數分鐘。

　　　　　 ◆ 隨身式擴香配件：嗅 鹽 是一個不錯的選擇，可以讓你隨時將香
　　　　　 氣帶在身上。因為叢發性疼痛如同浪潮一般，你無法準確預測它
　　　　　 會在何時發生，所以隨時做好準備是相當重要的。

　　　　　 ◆ 淋浴：將數滴配方精油滴在濕毛巾上，然後將毛巾對折以讓精油
　　　　　 不會直接接觸到你的皮膚。在淋浴的時候，輕柔地用毛巾按壓脖
　　　　　 子後方。

❧ 巔頂頭痛 ❧

　　這類頭痛發生在我們頭部的最頂處，稱為頂點（vertex）的地方，它
通常以劇烈的刺痛感表現。在配方中的這些精油可以促使頭部的血液流向
身體，加在足浴中使用會特別有效。

配　　方　◆ 永久花：1 ～ 3 滴

　　　　　◆ 岩蘭草：1 ～ 3 滴

　　　　　◆ 穗甘松：1 滴

擴香方式　◆ 足浴：加入數滴配方精油到溫水足浴中。讓在足浴中的雙腳徹底放鬆，並輕閉你的雙眼以隔絕燈光。

　　　　　◆ 霧化擴香儀：在疼痛的首發徵兆出現時，請使用擴香儀擴香配方精油數分鐘。

當你在享受足浴的同時，你可以將薄荷精油冷敷在脖子後方，但務必要將冷敷布對折使用，以避免讓精油直接接觸到皮膚。

┃ 外用治療 ┃ 如果你沒有足夠的時間可以享受足浴，請將配方精油加入向日葵油中，將它塗抹在你的足部。調和比例為 1 ～ 3 滴配方精油兌上 1/4 茶匙（1 毫升）的向日葵基底油中。 請隨身帶著裝有調和油的小玻璃瓶，以在需要時可以隨時塗抹使用。在無法將調和油塗在足部的情況下，你也可以將它塗在膝蓋上。

痔瘡

單方精油
◆ 羅勒 ◆
◆ 藍艾菊 ◆
◆ 丁香 ◆
◆ 檸檬尤加利 ◆
◆ 薰衣草 ◆
◆ 廣藿香 ◆
◆ 薄荷 ◆
◆ 羅文沙葉 ◆
◆ 玫瑰天竺葵 ◆
◆ 檀香 ◆
◆ 茶樹 ◆

沒有任何症狀的不適感像痔瘡一樣，不管處在什麼情境下都令人感到不舒服——坐著、躺下，甚至連站著也能感受到如影隨形的疼痛感。

痔瘡，導因於靜脈變得薄弱（曲張），分成內痔（位在低位直腸）或外痔（位在肛門周圍）。使用精油擴香處理外痔所帶來的不適相對簡單，因為精油擴香能夠顯著地降低疼痛感以及腫脹的問題，因此，這相當值得你騰出時間好好試一試。

改變生活型態對於改善這個境況絕對有所助益！尤其是攝取能夠讓解便順暢的食物，以及增加運動時間這兩者。因為靜脈需要周圍肌肉的運動，來推動血液回流至心臟，因此規律運動相當重要。

關於「肛門脫垂」這個狀況——儘管它和痔瘡完全不同卻經常被誤認為是痔瘡。因此在處理下述症狀之前，務必先讓醫師確診你的問題是因痔瘡而生。

❧ 大量出血 ❧

這個配方有助於因痔瘡所致的大量出血。這些精油本身的收斂止血效果相當好，且能夠促進出血部位的癒合。

配　　方　◆ 絲柏：3 ～ 5 滴

◆ 乳香：3 ～ 5 滴

◆ 月桂：1 ～ 3 滴

擴香方式 ◆ 蒸氣坐浴椅：這是一個能夠讓精油的功效直接遞送到症狀發生部位的絕佳方式。將 3 ～ 5 滴配方精油加進蒸氣碗盆中的水裡面，然後坐在上面至少 15 分鐘。你可以在一個月內每天重複 3 次，如果沒有任何的改善，就停止使用它。

◆ 坐浴：坐入坐浴盆前，加入 3 ～ 5 滴配方到水中。請盡可能地使用大量溫水施行坐浴，但也要記得，當你坐下來的時候，坐浴盆中大部分的水會被身體所取代。

> 請注意，當大量出血發生時，血液會染紅碗盆中的水。另一方面，在「大量出血」配方中的精油據實有相當的止血效果。如果在使用精油後的 30 分鐘內，出血的情況仍無減緩或停止，請去尋求醫生的協助。

| 肛門栓劑 | 很多人會建議使用肛門栓劑處理內痔的問題。雖然有效，但如果你同時有外痔的問題，將栓劑放進去時可能會有難以言喻的不適感。最好在使用栓劑之前，先用這些精油配方讓外痔縮小。

❧ 搔癢感 ❧

屁股很癢已經讓人感覺夠糟了，但因為上面還長有痔瘡，所以連抓癢都沒有辦法做到的話，請使用這個配方舒緩搔癢的不適感。

> 如果妳選擇使用蘆薈汁作為基底，務必在使用噴霧前先施行貼膚測試（patch-test），有些人對蘆薈非常敏感，並發現皮膚會因此變得乾燥。

配　　方 ◆ 薰衣草：3 ～ 5 滴

◆ 德國洋甘菊或是藍艾菊：1 滴

◆ 玫瑰天竺葵：1 滴

擴香方式 ◆ 蒸氣坐浴椅：加入 3 ～ 5 滴配方精油到蒸氣碗盆中的水裡，然後坐在上面至少 15 分鐘。你可以在一個月內每天重複 3 次，如果

沒有任何的改善，就停止使用它。

♦ 精油噴霧：將完整的精油配方加進 2 大匙（30 毫升）的蘆薈汁、稀釋到極低濃度的蘋果醋或是金縷梅水【將 1 大匙（15 毫升）的金縷梅液加進 1/2 杯～1 杯（125～250 毫升）的水中】。在需要時，確實搖晃瓶身後，將精油噴霧噴在搔癢的部位上。

| 保護屏障 | 這可能是唯一不那麼適合使用於蒸氣擴香的配方，因為這些精油相當濃稠、比較難擴散於蒸氣當中。不過它很適合作為外用治療配方使用，將椰子油或荷荷芭油做為基底，以在敏感的組織部位和衣服之間形成一道保護的屏障。

♦ 乳香：3 滴
♦ 沒藥：1 滴
♦ 祕魯香脂：1 滴

將上述精油配方加進 1/4～1/2 茶匙（1～2 毫升）的基礎油中。務必在穿上衣服的前 30 分鐘將它塗抹在身上，以避免調和油將衣服染色。

❧ 疤痕組織 ❧

要讓處於發炎狀態的肛周皮膚癒合是非常困難的一件事；通常反而會生成疤痕組織。這個配方可以讓疤痕組織軟化，並促進健康組織的再生。

當你正準備要施行坐浴的時候，請將 1～3 滴配方精油加入乳化劑中，譬如說，一小搓的卵磷脂，乳化劑可以讓精油更完整地融在水裡面。

配　　方 ♦ 永久花：3 滴
　　　　　♦ 檀香：3 滴
　　　　　♦ 鼠尾草：1 滴

擴香方式 ♦ 蒸氣坐浴椅：加入 3～5 滴配方精油到蒸氣碗盆中的水裡，然後坐在上面至少 15 分鐘。你可以在一個月內每天重複 3 次，如果沒有任何的改善，就停止使用它。

♦ 坐浴：坐入坐浴盆前，加入 1 ～ 3 滴配方到水中。請盡可能地使用大量溫水施行坐浴，但也要記得，當你坐下來的時候，坐浴盆中大部分的水會被身體所取代。

❧ 血瘀 ❧

在中醫學中，痔瘡可能會被視為「血瘀」的症狀之一。如果有出現較多藍色或紫色的靜脈，並且也較無流血的情況，這個配方應該是最佳的選擇，因為這些都是據實能夠促進血液循環的精油。此外，薄荷還能夠幫助舒緩熱性的徵候。

你可以將精油噴霧儲存在冰箱裡以增加它鎮靜冷卻的功效。請記住，精油噴霧最好在一周，或是更短的時間內使用完畢，所以請少量製作即可。

配　　方 ♦ 胡蘿蔔籽：3 滴

♦ 永久花：3 滴

♦ 薄荷：1 滴

擴香方式 ♦ 蒸氣坐浴椅：加入 3 ～ 5 滴配方精油到蒸氣碗盆中的水裡，然後坐在上面至少 15 分鐘。你可以在一個月內每天重複 3 次，如果沒有任何的改善，就停止使用它。

♦ 精油噴霧：將完整的精油配方加進 2 大匙（30 毫升）的蘆薈汁、稀釋到極低濃度的蘋果醋或是金縷梅水【將 1 大匙 (15 毫升) 的金縷梅液加進 1/2 杯到 1 杯（125 ～ 250 毫升）的水中】。在需要時，確實搖晃瓶身後，將精油噴霧噴在長痔瘡的部位上。

❧ 組織感染 ❧

　　顯而易見，痔瘡很容易就會演變成感染的問題。在這個配方中的精油，都具有強效的殺菌抗病毒及促進血液循環的效果，同時，它們能夠讓免疫因子移動到接觸精油的部位中。

配　　方 ♦ 薰衣草：5 滴

　　　　　♦ 永久花：1 滴

　　　　　♦ 百里香：1 滴

擴香方式 ♦ 蒸氣坐浴椅：加入 3 ～ 5 滴配方精油到蒸氣碗盆中的水裡，然後坐在上面至少 15 分鐘。你可以在一個月內每天重複 3 次，如果沒有任何的改善，就停止使用它。

　　　　　♦ 精油噴霧：將完整的精油配方加進 2 大匙（30 毫升）的蘆薈汁、稀釋到極低濃度的蘋果醋或是金縷梅水【將 1 大匙（15 毫升）的金縷梅液加進 1/2 杯～ 1 杯（125 ～ 250 毫升）的水中】。在需要時，確實搖晃瓶身後，將精油噴霧噴在受感染的部位上。

| 外用治療 | 在這本書中經常會推薦使用化妝棉作為被動式擴香的媒介（見 21 頁），此外，化妝棉也可以用在外用治療上。將 1 ～ 2 滴的「血瘀」或是「組織感染」配方加進蘆薈汁或冷卻的草本茶中，譬如說，洋甘菊茶或薄荷茶（也可以不加精油，直接使用薄荷茶）。接著，將化妝棉浸泡在混和溶液中，然後將它敷在需要的部位上。

❧ 疼痛舒緩 ❧

　　這個配方可以單獨使用或是加進任何可以處理疼痛問題的配方中使用。在擴香的時候，務必記得，加入多少滴額外的精油就要減少多少滴的配方精油。

配　　方 ◆ 薰衣草：8 ～ 10 滴

◆ 玫瑰天竺葵：35 滴

◆ 月桂：1 滴

疼痛通常伴隨著發炎出現，特別是在剛開始的時候。月桂是具有收斂劑效果的精油，可以調和發炎中的腫脹組織。

擴香方式 ◆ 蒸氣坐浴椅：加入 3 ～ 5 滴配方精油到蒸氣碗盆中的水裡，然後坐在上面至少 15 分鐘。你可以在一個月內每天重複 3 次，如果沒有任何的改善，就停止使用它。

| **外用治療** | 請將「疼痛舒緩」配方以 3 滴配方精油兌上 1/2 茶匙（2 毫升）的比例加進基底油中，請使用瓊崖海棠油做為基底油，因為它舒緩疼痛的效果相當令人驚嘆。

感染性疾病

　　這個範疇所包含的內容相當多且十分廣泛，但是大部分的感染性疾病可以用相似的方式治療，因為有許多的精油都具有多重功效—譬如說，具有讓潛伏的病毒量減少的精油也大多具有抗黴菌的效果。

　　感染的問題可能是病毒性、細菌性或是黴菌造成的。一般來說，較輕微常見的症狀，像是感冒或是腸胃炎，為病毒感染所致。像是壞疽或肉毒桿菌中毒等細菌感染問題，通常會嚴重許多，甚至會有致命的危險。黴菌感染通常會造成持續的搔癢不適感，雖然黴菌感染也有可能導致生命威脅的情況，但如此嚴重的感染大部分都是發生在免疫機能受損的病患身上。

❀ 病毒感染 ❀

也可參照帶狀皰疹配方（第 194 頁）。

| 清潔物體表面 | 因為病毒可能會停留在物體的表面上一段很長的時間，因此，我們可以將精油加進稀釋到極低濃度的醋當中，然後用它來清潔物體表面。不可思議地，這個方式能夠相當有效地殺死許多病毒，而柑橘類精油更是我們使用這個方式的最佳選擇。

✤ 生殖系統的感染 ✤

　　生殖系統的病毒感染問題通常不是皰疹病毒感染就是病毒性陰道炎。香蜂草（檸檬香脂）在治療皰疹上有相當輝煌的歷史實證。百里香和牛至也非常有效，但必須少量使用。

配　　方 ◆ 玫瑰天竺葵：5 ～ 8 滴

　　　　 ◆ 香蜂草：1 滴

　　　　 ◆ 百里香：1 滴

擴香方式 ◆ 蒸氣坐浴椅：這是一個能夠讓精油的療效直接抵達感染部位的極佳方式。加入 3 ～ 5 滴配方精油到蒸氣碗盆中的水裡，然後坐在上面至少 15 分鐘。你可以在一個月內每天重複 3 次，如果沒有任何的改善，就停止使用它。

　　　　 ◆ 坐浴：在需要時使用坐浴治療，至少一天施行一次。坐入坐浴盆前，加入 1 ～ 3 滴配方到水中。請盡可能地使用大量溫水施行坐浴，但也要記得，當你坐下來的時候，坐浴盆中大部分的水會被身體所取代。

　　　　 ◆ 精油噴霧：加入完整的精油配方到 1/4 杯（60 毫升）的蒸餾水中。在需要時，確實搖晃瓶身後，將精油噴霧噴在受感染的部位。

✤ 腸胃道病毒 ✤

　　這個情況我們通常稱為「腸胃型感冒」，就算這事件本身和感冒病毒根本一點關係也沒有！配方中的這些精油對於整腸健胃非常有幫助，不論肇事原因是病毒感染還是食物中毒，都能夠引領我們走向健康之泉。

配　　　方 ♦ 薑：1 滴

　　　　　♦ 牛至：1 滴

　　　　　♦ 薄荷：1 滴

擴香方式 ♦ 霧化擴香儀、超音波擴香儀或是加濕器：請每天擴香配方數次，
　　　　　每次擴香數分鐘。

「腸胃道病毒」配方製成膠囊使用的效果也相當驚人，並且，這三種精油的膠囊版本通常在健康食品專賣店就能購買得到。

| 提升療效 | 薑茶或是薄荷茶也具有一樣的效果。如果你吃什麼都會吐出來，請考慮將茶冰成冰塊，製成碎冰，因為我們的身體通常比較能夠接受碎冰進入腸胃道。

❧ 肝臟感染 ❧

　　如果你的肝臟受到病毒感染，譬如說：病毒性肝炎，規律地在家居場所擴香這個配方可能有幫助。

配　　　方 ♦ 檸檬尤加利：5 滴

　　　　　♦ 迷迭香：3 滴

　　　　　♦ 胡蘿蔔籽：1 滴

胡蘿蔔籽對肝臟特具親和性，且能夠幫助清除體內毒素。

擴香方式 ♦ 霧化擴香儀、超音波擴香儀或是加濕器：每天擴香配方精油數
　　　　　次，每次擴香數分鐘左右。

　　　　　♦ 淋浴：將 1 滴配方精油滴在濕毛巾上，然後將毛巾對折以讓精油
　　　　　不會直接接觸到你的皮膚。輕柔地用毛巾按壓肝臟部位（在右邊
　　　　　肋骨的下方處）。

| 外用治療 | 將「肝臟感染」配方加入榛果油，或是橄欖油這樣的基底油中，直接塗抹在肝臟上方按摩使用是最有效果的。調和比例為 5 滴配方精油兌上 1 茶匙(5 毫升) 的基底油。

❧ 呼吸道感染 ❧

　　這個配方可以幫助緩和呼吸、舒緩喉嚨疼痛並且減少咳嗽反射。使用在成人時，請使用藍膠尤加利精油；治療孩童時，則是使用澳洲尤加利精油（請參見「呼吸系統的健康」段落，第 153 ～ 176 頁）。

針對呼吸道感染，丁香精油比月桂精油更有療效，而且使用在孩童身上也相當安全，但有些人會覺得它的味道過於強烈了些。

配　　　方 ◆ 藍膠或澳洲尤加利：8 ～ 10 滴

　　　　　　 ◆ 羅文沙葉：3 滴

　　　　　　 ◆ 丁香或月桂：1 滴

擴香方式 ◆ 在病房中使用霧化擴香儀，每次使用 5 ～ 10 分鐘。

　　　　　 ◆ 蒸臉器：這個方法能夠有效地將配方精油遞送到需要它的部位。根據蒸臉器的大小，加入 1 ～ 3 滴配方精油作使用。

　　　　　 ◆ 隨身式霧化擴香儀：因為配方中的精油相當強烈，請謹慎地使用它。緩慢地加入精油，尤其是當你已出現呼吸困難的狀況時。

| 提升療效 | 加入羅文沙葉精油到生蜂蜜中（如果能夠使用麥蘆卡蜂蜜會更好）可以舒緩喉嚨疼痛。將 1 滴精油和 1 茶匙（5 毫升）的蜂蜜混和在一起。攪拌均勻之後，然後將它含在你的嘴中並讓它緩慢地流進你的喉嚨之中。

❧ 感冒 ❧

　　你可以完全地信任尤加利精油的效果。具體而言，我們會將藍膠尤加利使用在成人身上，澳洲尤加利使用在孩童上。兩者都具有極佳的抗病毒功效，但澳洲尤加利比較溫和一些。此外，下述配方中的精油也能夠有效地對抗細菌以及黴菌。

成人配方 ◆ 藍膠尤加利：3 滴

　　　　　 ◆ 肉桂：1 滴

　　　　　 ◆ 薄荷：1 滴

兒童配方 ◆ 甜橙：3 滴

　　　　　 ◆ 澳洲尤加利：1 滴

　　　　　 ◆ 沉香醇百里香：1 滴

擴香方式 ◆ 在病房中使用霧化擴香儀，每次使用 5 ～ 10 分鐘。

　　　　　 ◆ 因為溫暖、濕潤的空氣通常對感冒患者有所幫助，因此，使用加濕器能夠產生很好的療效。

　　　　　 ◆ 蒸臉器：這個方法能夠有效地將配方精油遞送到需要它的部位。根據蒸臉器的大小，加入 1 ～ 3 滴配方精油作使用。

「竇性頭痛」配方（198 頁） 也能夠幫助清除感冒時經常會伴隨的鼻竇阻塞問題。

| 提升療效 | 具有沉香醇百里香以及薄荷的感冒按摩軟膏也可以舒緩喉嚨的疼痛或是咳嗽，因為有些精油對兒童或是嬰兒來說可能會太強烈，裡面的配方會根據年紀作調整。你可以在當地的健康食品專賣店尋找已調配好的合適配方。

細菌感染

如果是更嚴重的細菌感染問題，請盡速去醫院診治。即時的治療，通常是成功治療的重要關鍵。

在皮膚表面上的輕微細菌感染，很容易就能夠利用精油以及指壓按摩的方式治療。幾乎所有的精油都具有殺菌的效果，不過有些精油的效果極強，如果沒有小心使用很容易會傷害皮膚組織。將 1 滴精油稀釋在 1 茶匙（5 毫升）的基底油中使用，（1% 稀釋濃度）相當有效又安全，但在使用之前一定要先做過貼膚測試（見第 91 頁）。

當要處理大範圍的組織感染時（舉例來說，演變成感染問題的大範圍擦傷），另一個選項是使用新鮮的百里香以及／或是牛至製成的沖洗液——在一個小碗中，將一手掌量的植物浸泡在 1 杯（250 毫升）的水中。可以用紗布將浸泡過後的植物包起來，再將植物敷包直接放在傷口上即可。

MRSA

一種極為恐怖的細菌感染問題—— MRSA（耐甲氧西林金黃色葡萄球菌 *methicillin- resistant Staphylococcus aureus*），其發生率正在逐漸上升中。但相當幸運地，使用精油治療 MRSA 具有很好的效果。特別是檸檬香茅、橙花、丁香、側柏，似乎在對抗金黃色葡萄球菌上，有很強的能力。

黴菌感染

比較常見的黴菌感染包括念珠菌感染、皮膚癬以及灰指甲等問題。

❖ 陰道念珠菌感染 ❖

念珠菌通常發生在陰道處居多，但也有可能會長在身體的任意部位。據知，這個配方中的精油能夠有效地對抗念珠菌。

配　　方　◆ 薰衣草：8 ～ 10 滴
　　　　　　◆ 玫瑰天竺葵：5 滴
　　　　　　◆ 快樂鼠尾草：3 滴

擴香方式　◆ 蒸氣坐浴椅：這是一個能夠讓精油的療效直接抵達感染部位的極佳方式。加入 3 ～ 5 滴配方精油到蒸氣碗盆中的水裡，然後坐在上面至少 15 分鐘。你可以在一個月內每天重複 3 次，如果沒有任何的改善，就停止使用它。

　　　　　　◆ 坐浴：在需要時使用坐浴治療，至少一天施行 1 次。坐入坐浴盆前，加入 1 ～ 3 滴配方到水中。請盡可能地使用大量溫水施行坐浴，但也要記得，當你坐下來的時候，坐浴盆中大部分的水會被身體所取代。

改變飲食習慣對治療念珠菌感染的效果是最好的。在症狀緩解之前，請避免全糖、含有酵母菌和黴菌的食物，譬如說——藍紋乳酪。當你再度食用這些食物時，也請特別注意。此外，增加新鮮蔬菜的攝取量，也能夠幫助你更快地消滅念珠菌。

❧ 鵝口瘡 ❧

鵝口瘡，是發生在喉嚨的念珠菌感染，這個配方可以減少造成此問題的念珠菌數量。

配　　方 ◆ 沒藥：3 滴

◆ 玫瑰天竺葵：3 滴

◆ 丁香：1 滴

在使用蒸臉器的時候，請務必保持雙眼緊閉。

擴香方式 ◆ 蒸臉器：因為這個配方較具刺激性，所以可以透過寬口漏斗或是用紙做的圓錐讓蒸氣直接進入口中作用。在吸氣之前，請先讓少量的蒸氣先進入嘴中做測試，以確保不會產生不良反應。請每天使用蒸臉器擴香數次。

◆ 隨身式霧化擴香儀：同上述的理由，在吸入蒸氣前請先做測試。請每天使用擴香儀擴香數次。

──────────────────────

| 提升療效 | 「鵝口瘡」配方也可以製成漱口水，每天漱口數次做使用。首先，先將 1/4 茶匙（1 毫升）的鹽加入 1 杯（250 毫升）的溫水中，攪拌均勻後製成鹽水漱口液。接著，加入少於 4 滴的配方精油到鹽水漱口液中，即可使用。

──────────────────────

| 乳頭治療 | 鵝口瘡在嬰兒身上非常常見，因為他們會將任何東西都放進嘴巴裡面！除此之外，黴菌也會在泌乳時，傳播到母親的乳頭上。如果發生了這樣的狀況，就一定要治療乳頭，否則鵝口瘡將永遠不會被消除。你可以使用「鵝口瘡」配方製作外用治療配方，不過請用 1 ～ 3 滴的茶樹精油取代配方中的丁香精油。請將配方加進椰子油的基底中，調和比例為 3 滴配方精油兌上 1/4 茶匙（1 毫升）椰子油，請至少在泌乳前 1 小時以及 30 分鐘後，規律地塗抹使用外用治療配方。

❧ 香港腳 ❧

引發足癬的黴菌特別喜歡孳生在足部。下列的精油在過去的歷史記載中，都能夠有效預防及對抗香港腳的問題。

配　　方 ♦ 玫瑰天竺葵：5 滴

♦ 薄荷：1 滴

♦ 百里香：1 滴

> 百里香具有強烈的藥用效果。它也較具刺激和致敏性，因此，最好使用少量的百里香精油就好。

擴香方式 ♦ 足浴：加入數滴配方精油到溫水足浴中。

♦ 精油噴霧：在噴霧瓶中先裝進 2 大匙（30 毫升）的水，然後加入完整的精油配方（或者都使用兩倍的量）。搖晃均勻之後將它噴在鞋子和球鞋中，以及淋浴間的地板上──任何你可能會接觸到黴菌的地方。

| 外用治療 | 因為皮膚癬症通常會讓皮膚變得乾燥、龜裂，務必使用潤滑乳液或是乳霜作為基底。你可以試試看加入 1 滴「香港腳」配方到乳液中。請記得：簡單就是美！

❧ 股癬 ❧

股癬是黴菌生長在鼠蹊部所造成的皮膚問題。這個配方可以幫助你除去股癬！

配　　方 ♦ 玫瑰 天竺葵：5 ～ 8 滴

♦ 檸檬香茅：5 滴

♦ 廣藿香：1 滴

> 如果你沒有蒸氣坐浴椅，可以坐在下方放著蒸氣碗的板凳上試試看。市面上通常可以買到浴室或是 spa 專用的板凳。

擴香方式 ♦ 蒸氣坐浴椅：加入 3 ～ 5 滴配方精油到蒸氣碗盆中的水裡，然後

坐在上面至少 15 分鐘。你可以在一個月內每天重複 3 次，如果沒有任何的改善，就停止使用它。

♦ 精油噴霧：在噴霧瓶中先裝進 2 大匙（30 毫升）的水，然後加入完整的精油配方（或者都使用兩倍的量）。按照你的感受，在需要時，確實搖晃噴霧瓶後再將精油噴霧噴在長股癬的皮膚部位上。

| 外用治療 | 加入「股癬」配方到 2 大匙（30 毫升）的乳液中，然後取用少量直接塗抹在出疹處，這對處理股癬問題相當有幫助。

❧ 頭癬 ❧

頭癬是黴菌生長在頭皮所產生的皮膚問題，如果規律地塗抹使用這個配方，將能夠有效地改善頭癬問題。

配　　方 ♦ 玫瑰天竺葵：5 ～ 8 滴

♦ 尤加利（任何種類）：3 滴

♦ 迷迭香：1 ～ 3 滴

> 如果你不喜歡特定配方中的某支精油，那就將它從配方中刪掉。

擴香方式 ♦ 淋浴：將配方精油加進你的洗髮乳中作使用，對於治療頭癬十分有效。

| 外用治療 | 加入「頭癬」配方到兩大匙（30 毫升）的基底油中，譬如說：荷荷芭油，然後將調和油直接塗抹在頭皮上。

✣ 體癬 ✤

引發體癬的黴菌可以寄宿在身體的任何一處，試試看這個配方以舒緩你的不適。

配　　方	♦ 玫瑰天竺葵：5 ～ 8 滴
	♦ 檸檬香茅：3 ～ 5 滴
	♦ 廣藿香：1 ～ 3 滴

擴香方式 ♦ 霧化擴香儀：淋浴的時候，在浴室使用擴香儀擴香。

♦ 淋浴：將數滴配方精油滴在濕毛巾上，然後將毛巾對折以讓精油不會直接接觸到你的皮膚。在淋浴的時候，輕柔地用毛巾按壓受影響的部位。

黴菌感染經常在健身房以及 spa 館等地方傳播──溫暖且潮濕，而且很有可能接觸到身上帶有黴菌的人。請遵照以下的注意事項：在淋浴時穿著浴室拖鞋、使用抗黴菌的肥皂（像是茶樹）以及要將自己從頭到腳都擦乾，將玉米澱粉擦在像是腋下等不容易乾的地方，也相當有幫助。

✣ 灰指甲 ✤

因為在手指和腳趾的指甲下為厭氧的環境，相當適合真菌孳生。灰指甲是眾所皆知相當難以根治的問題，但是這個配方值得你試一試。

配　　方	♦ 藍膠尤加利：5 ～ 8 滴
	♦ 肉桂：1 滴
	♦ 百里香：1 滴

噴霧最好在 1 周或是更短的時間內用完，所以少量製作精油噴霧即可。

擴香方式 ♦ 霧化擴香儀：做為灰指甲的預防措施，請在淋浴時使用擴香儀（或是在 spa 館，如果店長可以接受這個建議）以阻止真菌在容易傳播的的地點中滋長。

♦ 精油噴霧：在噴霧瓶中先裝進 2 大匙（30 毫升）的水，然後加

入完整的精油配方（或者都使用兩倍的量）。在穿上 SPA 館的浴室拖鞋之前，請確實搖晃噴霧瓶、將精油噴霧噴在拖鞋上。這可以做為預防性使用或是治療性（也能夠避免你將灰指甲傳染給其他人）。

◆ 足浴：加入完整的配方精油到足浴盆中，讓指甲浸泡在裡面。請每天執行數次，每次至少 30 分鐘。

| **外用治療** | 我們也可以直接將「灰指甲」配方塗抹在指甲上使用，但使用時要相當注意，因為這些精油具有很強的腐蝕性。請在指甲周圍塗上隔離霜以保護你的皮膚。

使用精油改善你的生活空間

與個人健康不可分的環境健康

我們接著要探討「你」身處的環境如何影響「你」！

這個章節專門論述如何芬芳你的周遭環境而不是處理你個人的健康問題。不過，嚴格來說，因為我們的環境在和我們健康相關的所有層面上都扮演著容易被忽視的重要腳色，因此，我們仍是在探討個人的健康問題。舉例來說，如果你周圍的環境因為黴菌問題而充滿毒素，你的免疫系統會一直背負著沉重的負擔，因為它需要耗費數以萬計的時間去對抗黴菌在你身體所產生的不良作用。

改善你的周遭環境也意味著讓你的心智以及情緒狀態變得更好。如果你在工作時總是感受到沉重的壓力，或是在家裡會感到情緒沮喪，無論你周遭的環境是多麼地乾淨整潔，你就絕對不會是那最健康的自己。儘管沒有單方精油或複方精油可以治療我們的壓力或是讓我們變得快樂，規律地使用精油擴香，絕對可以降低生活中的壓力和苦痛帶給我們的負面影響。當你致力於處理生活中大小問題的根源，讓你周遭的空氣變得芬芳怡人一定能夠幫助你。

如果你可以在淨化空氣的同時也保持周遭環境的乾淨與整潔，這樣的效果一定會更好！請在你下次打掃房子時，考慮使用這個章節中的精油配方吧（或是其他的好點子）！

能夠紓壓的香氣

在二〇〇九年的一篇研究中，日本的科學家發現吸嗅沉香醇─存在於某些精油中（譬如說，薰衣草精油）的一種化合物─能夠降低壓力指數，以及，降低負責生成與壓力相關的化學物質的基因片段的反應活性。

其他的除臭劑

這段章節聚焦在如何使用精油擴香，清潔我們的居家環境，擺脫那些不受歡迎的臭味。你也會發現，在你致力於清潔並改善你的周遭環境時，其他的天然除臭劑是多麼厲害的得力助手。

沸石

眾所皆知，沸石是一種能夠藉由本身的吸水性，主動吸附臭味分子的礦物。請在寵物專賣店找尋沸石粉──它經常被用來吸收寵物身上的氣味，以及，放在魚缸中用以過濾水質。

沸石有許多不同的存在形式，比較容易購買到的通常是粉末狀或顆粒狀的沸石。分子越小，吸收氣味的面積就越大，因此，比起顆粒狀的沸石，請選擇使用分子較小的沸石粉末。

使用沸石還有一個附加的好處，那就是——沸石可以重複使用！將它放在陽光底下，便能去除掉任何已吸收的臭味，意指它可以不斷地使用再使用。

你可能會禁不住想要將精油加進沸石當中，但請不要這麼做。這個礦物非常擅長儲藏氣味，它反而會鎖住精油的香氛，讓它們無法揮發到空氣中，致使精油在根本上變得毫無效用。

烘焙用蘇打粉

和沸石一樣，烘焙用蘇打粉也有吸收臭味的效果。它的優點是很容易就能買到，但它的效用似乎比沸石還要低一些。請使用蘇打粉在比較輕微的問題上，並用沸石處理難度較高的氣味問題。

黏土

黏土能夠吸收液體，但最好在使用前先將它弄濕。膏狀的黏土可以成功地吸收牆上黴菌霉斑的臭味，你只要將一小塊黏土黏在霉斑的上面就可以了，黏土乾掉後通常會自己脫落，你可以看需要重複操作這些步驟。

黏土有許許多多的種類，在除臭的方面，務必選用廣泛流通在市面上的白色高嶺土。其他的黏土可能會讓牆壁染上不同的顏色！

淨化空間

　　使用天然的物質清潔居家環境是相當容易的事，你還可以和能夠加強自製清潔劑潔淨抗菌效果的精油一同使用，精油除了可以讓環境變得更乾淨，還能夠讓家中充盈著美好香氣。只要有一些可以輕易取得的原料，家中 95% 的清潔用品都能夠被替換成更安全、更便宜、能夠在家中輕鬆製作的清潔劑。

　　四個主要的原料分別是烘焙用蘇打粉、蒸餾白醋、雙氧水（過氧化氫）以及**橄欖油皂**。舉例來說，烘焙用蘇打粉和肥皂可以結合在一起製成洗潔膏，稀釋過的白醋清潔玻璃的效果比任何市面上販售的清潔劑都要來的更好。此外，將雙氧水加入蘇打粉中，就可以製成能夠快速清潔牆壁縫隙中污漬的溫和性漂白膏。

　　市面上販售著很多原料可以幫助你製作自己的清潔劑，但請記住，任何自製的清潔劑都會在添加精油之後發揮更大的效用。在打掃居家環境的時候，你還能夠同時擴香迷人的植物芬芳，有助於淨化、清新家中的空氣，改變整個居家空間的氛圍。

單方精油

◆ 藍艾菊 ◆
◆ 薰衣草 ◆
◆ 檸檬 ◆
◆ 松樹 ◆
◆ 迷迭香 ◆
◆ 甜橙 ◆

橄欖油皂

　　布朗博士（Dr. Bronner's）的液體皂對精油來說，是很好的基底物質。請務必使用沒有香味的溫和嬰兒呵護潔膚露。

❧ 香甜白醋 ❧

　　儘管醋是個相當令人驚豔的清潔劑，但我們必須面對某件事實 —— 醋，本身並不具有美味可口的氣味。所以請使用這個配方讓它變得甜美動人，你可以在任何會使用到噴霧型清潔劑的場所使用它：譬如說，玻璃製品、流理臺、廁所以及鏡子上。

配　　方 ◆ 藍艾菊：3 滴

　　　　 ◆ 檸檬：3 滴

　　　　 ◆ 薰衣草：1 ～ 3 滴

請試著在你打掃時，同時擴香「香甜白醋」配方，以讓清除白醋氣味的效果更上一層。

清 潔 劑 ◆ 請在 1/2 杯（125 毫升）的白醋中，添加 1½ 杯（375 毫升）的水和上列的精油配方。

❧ 精油洗潔膏 ❧

　　烘焙用蘇打的一大優點就是它非常的細緻，不太會弄傷物體的表面。不過，為了安全起見，請在使用這個洗潔膏前，先在物體的某個看不見的角落做測試。

配　　方 ◆ 檸檬：3 ～ 5 滴

　　　　 ◆ 甜橙：1 ～ 3 滴

　　　　 ◆ 迷迭香或松樹：1 滴

檸檬精油是極佳的消毒劑。當和陽光中的紫外線一同作用，檸檬精油可以成功地清除物體表面上的大部分微生物。請考慮用這樣的組合清潔你的砧板！

清 潔 劑 ◆ 將 1/4 杯（60 毫升）的烘焙用蘇打放在玻璃碗中，加入足夠的雙氧水以製成濃稠的膏狀物。接著，將精油配方加進膏狀物中，並立刻開始使用它 —— 這個洗潔膏沒有辦法維持很久，而且一旦蘇打粉和雙氧水不再冒泡，它就會變得比較沒有效果。

| 除膠劑 | 你知道在你撕去價標貼紙後，會有黏黏的膠殘留下來嗎？市面上有些商品可用來清除這讓人煩擾的黏膠，但甜橙精油也具有如魔法般的功效呢！將 1 滴甜橙精油滴在黏膠殘留的部位並等待數秒的時間，接著使用海綿將它搓掉。如果物體本身的材質是塑膠或是木頭，務必將任何殘留的精油清洗乾淨。

消除黴菌

黑黴菌和白黴菌的孳生是在浴室中很常見的問題，特別是那些通風不好的浴室（令人吃驚的是有很多浴室都是如此）。一旦浴室開始出現霉味，要將其清除就變得非常困難。

使用精油在黴斑上有助於改善這個情況，因為大部分的精油都具有殺菌抗病毒及抗真菌的功效。雖然需要很勤奮地清潔，但持續不斷地使用含有精油的除黴膏（見下方訊息欄）終究能夠將黴菌全部殺死。

同時，頻繁地使用精油擴香，以讓難聞的黴菌氣味全部消散。你可以試試看被動式擴香配件，在你每次進入浴室時，就替換新的精油做使用。使用吸水性羊毛氈、陶瓦圓盤或是將棉球塞在角落都是不錯的方法。

單方精油

◆ 藍艾菊 ◆
◆ 肉桂 ◆
◆ 快樂鼠尾草 ◆
◆ 丁香 ◆
◆ 檸檬尤加利 ◆
◆ 藍膠尤加利 ◆
◆ 澳洲尤加利 ◆
◆ 薰衣草 ◆
◆ 檸檬 ◆
◆ 檸檬香茅 ◆
◆ 沒藥 ◆
◆ 廣藿香 ◆
◆ 薄荷 ◆
◆ 玫瑰天竺葵 ◆
◆ 迷迭香 ◆
◆ 百里香 ◆

除黴膏

請將精油（譬如 228 頁中的「漫步花叢中」配方）加進含有雙氧水的烘焙用蘇打粉中以製成除黴膏。然後盡可能頻繁地在黴斑塗抹上一層厚厚的除黴膏。因為烘焙用蘇打粉和雙氧水的混合物具有亮白的效果，所以除黴膏本身是含有殺死黴菌和亮白黴斑的雙重效果的。

✤ 肉桂蘋果香 ✤

　　藍艾菊具有蘋果般的水果香氣，與肉桂調和後的香氣，會讓我們想起剛出爐的美味蘋果派！

配　　方 ♦ 藍艾菊：3 ～ 5 滴

　　　　　♦ 肉桂：1 ～ 3 滴

　　　　　♦ 丁香：1 滴

如果你想在任何配方中添加一絲絲水果氣味，可以考慮使用少量的藍艾菊精油。

擴香方式 ♦ 被動式擴香配件：譬如說，吸水性的羊毛氈或是陶瓦圓盤。

　　　　　♦ 霧化擴香儀：請設置好計時器，讓擴香儀能夠在一天中擴香數次，每次擴香數分鐘。

✤ 消除黴味 ✤

　　這個配方會帶給浴室一種如陽光般的清新感受，可以抵銷黴菌產生的臭味。

配　　方 ♦ 檸檬：8 ～ 10 滴

　　　　　♦ 尤加利（任何種類）：3 ～ 5 滴

　　　　　♦ 迷迭香：1 ～ 3 滴

迷迭香精油的清新木質調，能夠喚起我們漫步在常綠森林中的回憶。

擴香方式 ♦ 被動式擴香配件：譬如說，吸水性的羊毛氈或是陶瓦圓盤。

　　　　　♦ 燃燭式薰香台：它非常適合在接待訪客的時候使用，雖然在擴香期間，我們必須定時察看，以確保凹槽中一直都有水。

　　　　　♦ 霧化擴香儀：應該沒有人會想要一直留連於浴室之中，所以請使用計時器，讓擴香儀在運作數分鐘之後會自行停止擴香。

✤ 漫步花叢中 ✤

　　這個配方除了香氣迷人之外，還具有額外的抗真菌效果。請將它使用在除黴膏之中（詳見 226 頁的方框）以除去出現在磁磚和縫隙中的黑黴斑上、散發惡臭的真菌。請同時用擴香的方式讓精油分子四散在空氣中，它可以加強除黴膏的抗真菌功效。

配　　方 ♦ 玫瑰天竺葵：3 ～ 5 滴

　　　　♦ 薰衣草：3 滴

　　　　♦ 廣藿香：1 滴

> 陳年廣藿香精油極其濃郁且芬芳──襯著美麗香脂調性的甜美辛香氣。

擴香方式 ♦ 被動式擴香配件：譬如說，吸水性的羊毛氈或是陶瓦圓盤。

　　　　♦ 風扇式擴香儀：風扇式擴香儀輕便易攜帶的優點，讓你可以在上完廁所後立刻淨化空氣──在進去廁所時啟動電源，然後在離開時將電源關上。

減少殘留的料理氣味

去除料理氣味最好要採用雙管齊下的做法。首先，使用像是沸石或烘焙用蘇打粉（見 221 頁）這樣可以被動吸收氣味分子的物質。再來，在房間中使用精油擴香。因為有些香氣會和殘留的料理氣味（譬如大蒜和洋蔥）相牴觸，這邊所推薦的精油都來自於可食用的植物。

如果你使用風扇式擴香儀或是超音波擴香儀，請在料理結束的 30 分鐘後啟動，只要使用約數分鐘的時間，就能讓周遭空氣變得自然又清新。

❧ 辛辣香甜味 ❧

這個配方的氣味相當獨特，不過它可以十分迅速地完成減少殘留料理氣味的工作。

配　　方 ◆ 甜茴香：3 滴

◆ 肉桂或羅勒：1 ～ 3 滴

◆ 龍艾：1 滴

擴香方式 ◆ 爐火擴香：請在水壺或是燉鍋中裝入約 1 吋（2.5公分）高的水，滴入精油後，將它放在剛熄火的爐口上，以利用它的餘熱來擴香。

單方精油

◆ 洋茴香 ◆

◆ 羅勒 ◆

◆ 肉桂 ◆

◆ 丁香 ◆

◆ 甜茴香 ◆

◆ 冷杉 ◆

◆ 葡萄柚 ◆

◆ 檸檬 ◆

◆ 檸檬草 ◆

◆ 薄荷 ◆

◆ 紅桔 ◆

◆ 迷迭香 ◆

◆ 甜橙 ◆

◆ 龍艾 ◆

◆ 香莢蘭 ◆

除此之外，爐火擴香還能夠讓使廚房氣溫不斷升高的來源—暖爐或爐火所產生的過多熱能—重新導向含有精油的水中。

✤ 飯後甜點 ✤

　　冷杉具有甜美的水果果醬香氣，真的很適合和肉桂及香莢蘭調配在一起。混和後的氣味會有一點像水果派。

配　　方 ◆ 冷杉：3 滴（或 1 ～ 3 滴的甜橙精油）

　　　　　 ◆ 香莢蘭：3 滴

　　　　　 ◆ 肉桂：1 滴

擴香方式 ◆ 融蠟擴香儀：請使用數滴配方精油製成精油蠟（詳見第 28 頁）。如果你用的是沒有香味的蠟，那麼請在蠟完全熔化之後滴入配方精油做使用。

你可以用 8 ～ 10 滴高品質的香莢蘭萃取物替代「飯後甜點！」配方中的香莢蘭精油。

✤ 柑橘清香 ✤

　　柑橘的氣味對廚房來說是天然的除臭劑！

配　　方 ◆ 葡萄柚：1 滴

　　　　　 ◆ 檸檬：1 滴

　　　　　 ◆ 甜橙：1 滴

擴香方式 ◆ 被動式擴香配件：因為柑橘的香氣雖然十分濃郁，但卻相當短暫（它們很快就會溢散），所以使用被動式擴香效果會不錯。讓香氣被動地擴散，即讓香氣在擴香處縈蘊更久的時間。

　　　　　 ◆ 風扇式擴香儀：如果你希望香氣可以在短時間內如爆炸般擴散出來，那麼可以考慮使用風扇式擴香儀擴香數分鐘。請務必在使用完廚房的 30 分鐘後，才使用它擴香。

葡萄柚精油具有十分迷人的清新氣味和提振精神的效果，而且也不會讓人感到太過濃郁。它具有明顯的清新柑橘氣味，以及甜美的底韻。有些人還會感受到微苦的韻調。

❦ 陽光獻禮 ❦

　　配方中精油的陽光、明亮香氣可以幫助我們去除料理後殘餘的凝滯、沉重氣味，讓整個空間再度充滿清新的能量。

配　　方 ◆ 甜橙：3 ～ 5 滴

　　　　　　◆ 羅勒：1 滴

　　　　　　◆ 薄荷：1 滴

擴香方式 ◆ 暖爐擴香：在你將餐點準備好之後，將精油加進裝了水的小鍋子裡，然後放在爐口上。使用爐心的殘熱來擴香是相當不錯的方法呢！

　　　　　　◆ 被動式擴香配件：請將被動式擴香配件放在充滿陽光的窗戶邊，如此一來，它便能夠讓你在煮飯時享受美好的香氛，然後在結束料理後清除殘餘的氣味。

薄荷能夠喚醒我們的嗅覺，羅勒則能夠讓香氣充滿力量，而甜橙，則是以它那能讓人感到快樂的明亮香味，支持這兩者的作用。

去除霉味

單方精油

◆ 羅勒 ◆
◆ 檸檬尤加利 ◆
◆ 冷杉 ◆
◆ 葡萄柚 ◆
◆ 薰衣草 ◆
◆ 檸檬 ◆
◆ 檸檬香茅 ◆
◆ 橡木苔 ◆
◆ 薄荷 ◆
◆ 松樹 ◆
◆ 迷迭香 ◆
◆ 黑雲杉 ◆
◆ 茶樹 ◆
◆ 沉香醇里香 ◆

當霉味出現在洗衣間時，似乎會讓人開始質疑它本身清潔衣物和床單的功能。尤其是在冬季，我們有許多時候只能在室內晾乾衣物，此時，霉味就有可能輕易地滲透到這些濕衣服上。請使用這裡所列出的精油，以讓你的衣物保持乾淨及怡人芬芳。

若每次只是在洗衣間或是地下室使用擴香儀數分鐘，可能不足以達成目的。規律地將新鮮的精油加進被動式擴香配件中，應該是一個不錯的替代方案。你可以試試將一些吸水性的羊毛氈吊飾掛在烘乾機的通風口上。如果你會同時使用一些可吸臭物質，像是沸石或是烘焙用蘇打粉（見 222 頁的小方框），務必將這些物質放在房間的另一端，以避免精油立刻就被吸收不見！

手製烘衣紙

請試試使用手製的烘衣紙幫你的衣服添加香氣。請剪下一小塊羊毛氈，並滴上數滴你最喜歡的精油。此外，羊毛本身還具有可以讓衣服變得更加柔軟的額外效果。

⚜ 清新舒爽 ⚜

　　這個配方不只具有清新香氣，還有抗菌殺病毒的功能，可以幫助我們減少造成霉味的元凶──亦即潮濕的環境和黴菌。

配　　方 ✦ 葡萄柚：5 ～ 8 滴

　　　　✦ 檸檬尤加利：3 ～ 5 滴

　　　　✦ 沉香醇百里香：1 滴

> 檸檬尤加利精油除了富含柑橘香氣，它還點綴著些許玫瑰氣息以及微微的香脂尾韻。

擴香方式 ✦ 嗅鹽：將配方滴入放在小盒子裡的鹽中，並讓它一直保持接觸空氣的狀態。裡面的鹽巴需要經常地更換，因為它也會吸收周圍環境中的濕氣──這可是額外的好處呢！

⚜ 森林迴廊 ⚜

　　沒有任何的香氣比常綠木還要更加清新了。這個配方保證能夠有效減少惱人的霉味，讓整個空間變得更加清爽。

配　　方 ✦ 松樹：5 ～ 8 滴

　　　　✦ 迷迭香：3 ～ 5 滴

　　　　✦ 橡木苔：1 滴

> 將 1 或 2 滴「森林迴廊」配方加進用來清潔打掃的水中，譬如說，拖把用水桶中的水裡。只要數滴精油，就能夠讓整個家居環境充盈著淡淡的森林清香。

擴香方式 ✦ 被動式擴香配件：如果你的洗衣間或是地下室有窗戶，可以考慮將陶瓦圓盤放在窗臺板，以在太陽出現時能夠被動地擴香香氣。雖然它們在陰天時也有擴香的作用，不過它們還是在和陽光共舞時最為迷人。這些被動式擴香配件也很適合和其他的擴香方式一同使用。

驅逐不受歡迎的訪客

單方精油

- ◆ 羅勒 ◆
- ◆ 月桂 ◆
- ◆ 佛手柑 ◆
- ◆ 雪松 ◆
- ◆ 肉桂 ◆
- ◆ 丁香 ◆
- ◆ 絲柏 ◆
- ◆ 檸檬尤加利 ◆
- ◆ 藍膠尤加利 ◆
- ◆ 高地牛膝草 ◆
- ◆ 薰衣草 ◆
- ◆ 檸檬香茅 ◆
- ◆ 薄荷 ◆
- ◆ 松樹 ◆
- ◆ 甜橙 ◆
- ◆ 茶樹 ◆

有許多的小傢伙就是喜歡待在家中的閣樓裡。我認為這也相當合理，因為那裏既黑暗又溫暖，可以遮風擋雨，還有個如門戶般的便利通風口，讓牠們能夠隨時出入。雖然我個人相當友善好客，但牠們通常會造成一些危害——咬壞電線、偷走隔熱材料、留下各式各樣的殘骸……

使用精油在閣樓擴香絕對會增加我們工作上的負擔，因為我們並不會經常使用或出入閣樓。但如果我們遭受了某些動物、昆蟲或是鳥類所帶來的危害，使用精油擴香有助於驅趕這些不速之客，讓你取回房子的主導權。使用精油來達成目的最大好處，就是它們完全無毒，它們並不會讓這些入侵者受傷或是死亡，只是單純地讓整個空間變得不再適於這些訪客。

所有列在這邊的單方精油效果都非常好，就算你依自己所好隨意選擇搭配，可能也會有效果。你可以考慮選擇那些快要用光的精油！我通常會將那些空的精油瓶打開放在閣樓或是地下室中——請記得要將流量限制塞留在上面，因為就算精油已經用光很久，限制塞上面通常還是會留下一層精油。

有些精油在驅逐這些不受歡迎的訪客上有相當不錯的實績。請見下述的建議配方以幫助你進一步對抗特定訪客的侵擾。

| 閣樓的通風口 | 如果你希望將那些小傢伙趕出去的話，你通常需要處理一下開放的通風口，否則就無法將牠們阻擋在外了（顯而易見的事實），如果你的通風口上還沒有擋板，那請盡快開始加裝。你也可以考慮以下述方式使用那些用來製造精油的植物：將植物塞在兩層擋板之間（在網格較寬的網子上放上一層薄薄的植物材料，接著再放上網格較小的網子），然後將這個自製擋板放在通風口的前方。這樣的做法確實減少了那些造訪我家的不速之客。

❧ 老鼠 ❧

雖然平時我們可能很難撞見這讓人生厭的小東西，但我們通常可以從紙張上的咬痕或是老鼠的糞便發現其危害。而且，牠們也會帶來一種易於辨認的獨特氣味。

配　　方　◆ 檸檬尤加利：8 ～ 10 滴

　　　　　◆ 薄荷：3 ～ 5 滴

　　　　　◆ 佛手柑：1 ～ 3 滴

> 在準備棉球時，請避免接觸眼睛這樣的敏感部位，最好在布置好棉球後就立刻洗手，以防萬一。

擴香方式　◆ 風扇式擴香儀：使用時請先設置好計時器，讓擴香儀可以在老鼠最常出沒的夜晚時刻，間歇性地擴香數次，而每次的擴香時間設置數分鐘即可。

　　　　　◆ 棉球：將數顆棉球浸泡在配方精油當中後，將它們放在老鼠可能的出入處附近。

| 鳥類驅趕劑 | 鳥類非常討厭大蒜。如果有鳥在你的閣樓中築巢（或任何你不想要牠們出現的地方，像是窗戶的橫擋），你可以在大蒜泥上蓋上一層油（因為是作為驅蟲使用，所以不管你使用什麼油都可以），製成大蒜油使用。有些配方會建議在此時加些卡宴辣椒粉。將這些油放在陰暗處數天，每天至少充分搖晃一次。接著將油放在薄紗棉布上以濾掉大蒜。現在，可以將油加進棉球或是化妝棉中，然後將它放在你不希望有鳥類接近的地方。不要忘記重複利用在這個過程中所使

的薄紗棉布——畢竟，你也不可能將它使用在別的用途上！

有些人會將大蒜油和一點蘋果醋及水混合在一起，製成精油噴霧。如果你選擇這個使用方式，請記得要將它搖晃均勻。畢竟，醋和油混合後⋯⋯

⚜ 蒼蠅和蚊子 ⚜

應該沒有人會喜歡這些擾人的訪客吧！但很幸運地，這些小蟲子對於濃烈的氣味非常敏感，使用精油擴香可以很輕易地趕走牠們。當你要去陽台休息時，請記得將你的擴香儀一起帶到戶外。

除了直接使用丁香精油以外，可以試試看將丁香植株浸在羅勒和檸檬香茅精油當中。接著將這浸泡過的丁香放在盤子裡，並將盤子放在能看到蒼蠅飛來飛去，以及有蚊蟲問題的地點附近！

配　　方 ◆ 羅勒：3～5 滴（需調整）

◆ 檸檬香茅：3～5 滴（或 1～3 滴檸檬尤加利）

◆ 丁香：1 滴

擴香方式 ◆ 被動式擴香配件：羊毛氈掛飾效果非常好，尤其是在戶外使用時，因為清涼的微風會幫助香氣的擴散。

◆ 超音波或是霧化擴香儀：因為蒼蠅和蚊子通常是在夏天出現的問題，而這些擴香儀在擴香時並不會增加屋內溫度，因此是相當不錯的選擇。

◆ 精油噴霧：請將完整的精油配方加進蒸餾水中，並在戶外料理食物時，將它放在附近。務必將噴霧放在陰涼處，因為熱氣和陽光會加速精油的氧化。請記得將瓶身搖晃均勻後，才將噴霧噴在野餐桌或是野餐墊周圍。

| 香茅油 | 許多的參考資料都建議使用香茅油來處理病蟲害，但香茅油可能會過於刺激，有些人（沒錯，包括你！）發現它真的會讓人很不舒服。但很幸運地，它內含的有效成分─香橙、香茅醛以及香葉醇─在許多具有更加誘人香氣的精油中也有。因此，不妨使用檸檬香茅，玫瑰天竺葵或是玫瑰作為替代！不過，如果你喜歡香茅油的味道，再加上它通常會比較便宜，當然十分歡迎你使用它來驅蟲。

❧ 蟑螂 ❧

　　儘管消滅蟑螂在普遍的認知下是不可能的任務，但這個配方一定能夠讓你讚嘆它的效果！請將它噴灑在所有你覺得蟑螂可能出入的地方，並規律地在同一個地點擴香它。

請注意，除了高地牛膝草之外，其他種類的牛膝草都不夠安全、有效，所以購買時務必選擇由高地牛膝草（*Hyssop officinalis var. decumbens*）製成的精油。

配　　方　◆ 薄荷：10 滴

　　　　　◆ 絲柏：5 ～ 8 滴

　　　　　◆ 高地牛膝草：3 ～ 5 滴

擴香方式　◆ 精油噴霧：在精油噴霧瓶中加入一些自來水，再滴入至少 10 滴的配方精油。搖晃均勻後就可以將它噴在需要的地方。

　　　　　◆ 風扇式或霧化式擴香儀：使用擴香儀時請設置計時器，讓它能在蟑螂最常活動的夜晚時分，間歇性地擴香數次，每次擴香數分鐘的時間。

❧ 螞蟻 ❧

　　這些聰明的小傢伙可以爬經極小的縫隙入侵到你的家中。不過很幸運地，精油擴香可以十分有效地將牠們驅趕離開。

使用棉球時，一定要保護好其下的物體表面，因為沒有任何東西能夠停止精油從棉球中滲漏出來，讓物體表面染上精油的顏色。

配　　方 ◆ 茶樹：3 ～ 5 滴

　　　　　◆ 月桂：1 ～ 3 滴

　　　　　◆ 肉桂：1 滴

擴香方式 ◆ 棉球：將數顆棉球浸泡在配方精油中，並將它們放在螞蟻可能會
　　　　　出入的地方。

　　　　　◆ 嗅鹽：請將配方精油加進鹽巴裡並混和均勻。將一小片紙放在螞
　　　　　蟻可能會出入的地方，然後將鹽撒在紙上，以破壞牠們殘留下來
　　　　　的氣味路徑。

　　　　　◆ 精油噴霧：請將精油加入裝滿水的精油噴霧瓶中，作為「局部殺
　　　　　滅」使用。儘管我真的不喜歡奪去任何生物的性命，但事實上，
　　　　　當越少的螞蟻返回巢穴，牠們能夠再一次抵達殖民地的機會就會
　　　　　越低。所以，必要時請使用噴霧並看著這些小傢伙四散離去！

| 裂縫 | 如果小蟲子會經由裂縫進到家裡面，你可以直接將單方精油或複方精油
滴在縫隙中。請記住，這可能會讓物體表面的顏色褪掉，所以請不要將精油滴在
任何你不希望褪色問題發生的地方上。我們也可以以同樣的方式使用製成精油的
植物全株──我會將月桂葉塞在螞蟻進出的窗沿下方，這個方法相當有效地阻止
了螞蟻的行進。

放鬆你的生活空間

在「與個人健康密不可分的環境健康」（第 220 頁）段落中，我們討論到無論我們身處何處，減少空間中的壓力以及負面情緒是多麼重要的一件事。當你需要放鬆時，你可以使用任何精油來幫助你感覺舒暢！這裡所建議的單方精油和精油配方據知能夠幫助你面對特定的壓力源，像是疲勞或是生活上的挫折等。許多在「使用精油改善你的健康狀態」（第 95 ～ 219 頁）的配方能夠處理特定的壓力源，所以務必也請好好參考那些段落的內容！

單方精油

◆黑雲杉◆

◆肉桂◆

◆檸檬尤加利◆

◆藍膠尤加利◆

◆澳洲尤加利◆

◆檸檬◆

◆薄荷◆

◆迷迭香◆

工作空間的情緒助推器

不管我們喜不喜歡，大部分的工作都希望我們在工作中能夠維持 8 小時以上的活力，儘管我們一整天的專注力會依據自然的生理反應起起伏伏。這個配方能夠讓我們的心智維持清醒、保持身體的活力並且振奮我們的心情，因此我們能夠一直處在高峰狀態。

配　　方 ◆ 檸檬：5 ～ 8 滴

◆ 黑雲杉：1 ～ 3 滴

◆ 迷迭香：1 ～ 3 滴

擴香方式 ◆ 霧化式擴香儀或被動式擴香配件：如果你的工作場所允許，請使用霧化擴香儀，否則請使用被動

黑雲杉具有水果般的甜美底韻，但它的主韻是富含香脂氣息的鮮明香氣。它的香氣具有驚人的提振精神功效，經常被使用在提升能量和循環系統功能的配方當中。

式擴香配件，讓香氣只縈繞在你的辦公範圍內。

♦ 隨身式擴香配件：如果你因為會影響到他人，而無法在你的工作空間擴香時，請攜帶小型的隨身式擴香配件，像是嗅鹽。它可以讓香氣輕輕點綴在你的工作空間中，並且在你需要時，可以直接吸嗅它以獲得更強的療效。

❧ 車內情緒助推器 ❧

有一個場合絕對需要愉悅、放鬆的環境，那就是開車的時候，特別是在你每日上下班的路途中。這個配方具有讓人冷靜及增強警覺心的效果。

配　　方 ♦ 尤加利（任何種類）：3 ～ 5 滴

♦ 肉桂：1 滴

♦ 薄荷：1 滴

> 如果你使用的是車用插頭式擴香器，請不要使用太久，它的熱度可能會加速精油的氧化。

擴香方式 ♦ 車用插頭式擴香器：一個顯而易見且不錯的選擇。

♦ 嗅鹽：請將嗅鹽放入上蓋有洞的鐵盒中，並將它放置在車內。如此一來，精油分子便可以在你開車的時候經由洞口飄散擴香。

♦ 陶瓦圓盤：這是我在車內所使用的擴香方式。我會在儀表板上放一塊小小的防滑墊，以避免陶瓦圓盤到處滑動。如果你將車子停在陽光下，務必將陶瓦圓盤移開，不然剩下的精油可能會在車內留下變質後的味道。

透過焚燒植物淨化家居空間

近代，我們會習慣使用最簡單的方式達成目的，譬如說，比起焚燒植物，我們會選擇滴 1 ～ 2 滴精油到擴香儀中擴香。不過，使用乾燥植物焚香房屋的悠久傳統真的值得一提。而且，煙燻植物所殘留的香氣比使用精油還要更加濃郁且充滿層次。舉例來說，沒有任何香味能夠匹敵焚燒甜茅草時那滿是香豆素的芬芳，以及，融化的乳香樹脂那令人心醉神怡的濃厚香氣。

務必遵守所有應注意的事項，以避免在焚燒植物時對任何事物造成損害！

下方所列的植物只是舉例說明。如果你對「燻煙」（smudging）有興趣，市面上有許多相關的書籍。此外，資源分享（第 256 頁）的段落也有一些推薦書目。

◆ 雪松：雪松燻煙具有淨化及提振精神的效果，它也可以幫助我們集中注意力。如同精油本身，雪松燻煙能夠提升我們的耐性，所以傳統上，美洲原住民會在流汗小屋或是其他儀式上焚燒雪松以支持參與者。

◆ 柯巴樹脂：被廣泛使用在墨西哥和中南美洲，柯巴樹脂是一種從具有藥用用途的樹種上收集而來的樹脂。當我們想要專注在永恆之物，而非日復一日的生活時，柯巴樹脂燻煙可以淨化我們的心智並強化我們冥想的深度。

◆ 乳香與沒藥：這兩種樹脂經常會一起使用，就算單獨焚燒其中一種，它們所帶來的好處也大多相同。它們經常被用在許多基督教的傳統習俗中，用以提升我們對天堂本身的覺察並幫助我們將禱告帶給神。這兩者都具有些大地氣息，所以也可以說它們能幫助我們獲得實實在在的靈性體驗。

◆ 鼠尾草：美洲原住民使用鼠尾草捆已經有數個世紀之久，它被用在為了去除周遭環境中的負面影響而舉行的淨化儀式中。鼠尾草焚燒後的氣味相當辛辣且濃厚，會讓有些人覺得難以忍受。如果你對於淨化負面能量的儀式深感興趣，那就考慮使用鼠尾草吧！

◆ 檀香：檀香樹目前正瀕臨絕種，所以務必確認你的檀香來源是合法栽植的。檀香在古代和現代都相當受歡迎，檀香的的氣味在亞洲的寺廟中以及全球各地的祭壇中幾乎無所不在。它被認為能夠讓一個人的注意力變得集中，並能夠幫助人們打開和直覺及接收指導靈訊息有關的第三眼。

◆ 甜茅草：甜茅草通常用在迎接正能量上。它的氣味能夠讓我們想起晴空下的牧草地─焚燒甜茅草所散發出的輕快甜美的愉悅香氣可以提振我們的精神。許多人會在焚燒鼠尾草之後，再焚燒一些甜茅草點綴。

附錄 1
外用治療所用的基底油

　　雖然這本書主要談論的內容是如何透過精油擴香達到身心靈平衡的狀態，不過我也在書中的許多主題中提到，我們可以將精油配方加進基底油中外用塗抹使用，以增強擴香所帶來的療效。

　　選擇適用於特定症狀的基底油要考慮許多因素，譬如說，黏稠度，我們是否喜歡這個調和油塗抹在皮膚上的感覺呢？特別是調和油塗抹部位的皮膚感覺。如果這次的治療，需要讓精油能夠快速被吸收，那就應該選擇富含不飽和脂肪酸的基底油——來自水果、堅果以及種子的基底油幾乎都屬於此類。唯一的例外是富含飽和脂肪酸的椰子油，飽和脂肪酸有助於讓調和油停留在皮膚上久一點，因此，將它使用在皮膚問題的治療上時，療效會比其他的基底油更好。

治療特性

除了作為精油的基底物質，讓精油稀釋到可以外用塗抹使用的安全濃度外，基底油本身也具有增強精油療效的作用。許多基底油都富含可吸收的維他命或是輔因子（cofactors），此外，還有基底油具有特別的保護功能。

研究綜述

　　有些有趣的研究顯示——大分子的養分是可以經皮（透過皮膚）吸收的。儘管考慮到皮膚作為保護障壁的特性，這種情況似乎不太可能發生。但一篇於 1974 年發表在英國的權威醫學期刊《刺胳針》（The Lancet）中的文章卻提到，透過外用塗抹向日葵油的方式，成功治好了具有必需脂肪酸缺乏徵候的患者。然而，

一般來說，大部分基底油的分子量都很高，很難經皮吸收。對我們來說，我們最感興趣的是基底油鎖住精油分子的能力，透過基底油，精油分子便能夠以較慢的速度被吸收進入血液當中。此外，針對肌膚問題，基底油不易被吸收的特性很適合將它塗抹在患處作為治療使用。

阿甘油（*Argania spinosa*）

因為阿甘油（Argon Oil）的主要產地在摩洛哥，所以大多數人稱它為摩洛哥堅果油（Morocco oil）。阿甘油的生產必須使用傳統的方式採收其種子。山羊在食用堅果時，會將它的果實部分吃掉，並留下種子。而農夫會接著去蒐集這些殘餘的種子，以作為製油的原料。製作阿甘油是摩洛哥代代相傳的古老習俗，而且至今仍是這個國家重要的經濟來源。

過去，會將經低溫烘焙過的種子碾碎，以釋放出其中的油脂成分，但目前都用不加熱的機械式冷壓萃取法萃取。阿甘油是極佳的護膚油——富含高濃度的抗氧化成分以及維他命 E，可以有效降低皮膚表面上的自由基。它也有助於讓基底油配方更加穩定。阿甘油最為人所知的就是它那強化肌膚的特性，尤其是在增加肌膚彈性的效果上，真的十分令人驚豔。

酪梨油（*Persea americana*）

水果來源的油脂成分是相當稀有的，所以請好好地使用從乾燥後的酪梨果肉冷壓萃取而來的奇妙恩典。酪梨具有高濃度的脂溶性維他命 A 以及維他命 D，所以它氧化的速度會比較慢（萃取自熱帶植物的脂肪大多具有此特色）。酪梨油（Avocado Oil）也具有豐富的卵磷脂——卵磷脂通常擔任乳化劑的腳色，以確保不會產生油水分離的現象。

你知道嗎？

酪梨油和橄欖油及芝麻油一樣，具有一些抵禦紫外線傷害的效果。

琉璃苣油 （*Borago officinalis*）

蜜蜂鍾愛琉璃苣，它是一種可以靠自己散佈種子的一年生草本植物，因此它非常適合栽種在家中的花園庭院裡。從琉璃苣種子中冷壓萃取出的油，不論是內服或是外用塗抹使用，皆能夠改善乾燥、老化的肌膚。對停經後的女性而言，琉璃苣油（Borage oil）是個極佳的夥伴，因為它具有豐富的 γ - 次亞麻油酸（GLA），一種隨著年紀增長，越來越難以在身體中自然合成的物質。

椰子油（*Cocos nucifera*）

治療用的椰子油（Coconut Oil）是從椰乾（水和椰子果肉的混合物）冷壓萃取而來的。椰子油是少數非動物性的飽和脂肪來源。飽和油的好處是，不管塗抹在哪個部位，它都能夠「鎖住」調和油中的治療成分，讓藥效能夠隨著時間慢慢地擴散出去。飽和油也比較不會腐壞變質，只要添加一點點椰子油到配方中，就能夠延長其保存期限。椰子油非常滋潤，並且，和其他基底油一樣具有些微的殺菌抗病毒效果。它也經常被使用在肥皂的製作上。

你知道嗎？

早期會將鵝脂和草本植物混合在一起，做為感冒時的胸部按摩霜使用；但椰子油本身就可以達到舒緩感冒的效果，相較之下是更好的選擇。

月見草油（*Oenothera spp.*）

月見草油（Evening Primeose Oil）是處理經前症候群或更年期症狀等荷爾蒙失衡問題時的最佳幫手。另外，做為濕疹的治療，可以將數滴月見草油加進精油裡，然後直接塗抹在濕疹處。然而，上述配方並不能長期使用，使用時間請不要超過一個月。

榛果油（*Corylus avellana*）

從榛果中冷壓萃取而來，榛果油（Hazelnut Oil）本身具有收斂止血的效果，有助於處理油膩或潮濕的組織問題。它也被認為具有促進體液循環的效果，能夠更進一步幫助我們改善上述的問題。此外，相較於其他大部分的基底油，榛果油的質地相對不油膩。

大麻籽油 （*Cannabis sativa*）

大麻籽具有豐富的 γ-次亞麻油酸（GLA），當我們以食用的方式攝取大麻籽或是大麻籽油（Hempseed Oil）時，可以獲得最佳的療效。內服大麻籽油有助於改善濕疹和乾癬的問題，在我的臨床經驗中，外用塗抹也有助於改善上述問題。購買時務必選用有機的大麻籽油，因為這是唯一透過冷壓其種子製成的油。非有機的大麻籽油通常是以溶劑萃取法製成。

注意事項

因大麻籽油可能會產生抗凝血的效果，若你剛好正在服用抗凝血藥物，請小心使用它。

荷荷芭油 （*Simmondsia chinensis*）

荷荷芭的植物本身，生長在美國西南部。我們使用機器，將「油」從它的種子中壓榨萃取出來，荷荷芭油（Jojoba Oil）的成分相當稀有—液態的脂蠟（ester wax），脂蠟主要是由長鏈脂肪酸和長鏈脂肪醇所組成。廉·普萊斯，本書中和基底油有關內

你知道嗎？

荷荷芭油和人類皮脂的化學結構非常相似，其在敏感肌族群中具有相當高的接受度。

容的實際作者（詳見第 256 頁，資源分享），說到：「有些證據顯示荷荷芭所含的脂蠟（儘管它的主要成分是飽和脂肪酸），可以滲透到皮膚當中……這表示它具有保濕和軟化皮膚的效果。」

荷荷芭油似乎具有溶解皮脂的特性，因此，它非常適合用在像是痤瘡這樣的肌膚狀況上。更甚者，研究顯示，有許多常見的菌株是無法生長在荷荷芭油中的，這讓它成為了處理痤瘡問題的不二人選。同樣地，因為念珠菌也無法生長在荷荷芭油中，所以將它加進陰道栓劑中使用，效果會很好。

它也具有非凡的抗氧化活性，意指它不像其他油品一樣會腐壞變質。我有一瓶以正確方式儲放，保存了 10 年仍沒有絲毫變質的荷荷芭油——這也是讓它成為備受重視的基底油的原因之一。

昆士蘭果油 （*Macadamia ternifolia*）

從昆士蘭果樹的堅果中冷壓榨取而來，昆士蘭果油（Macadamia Nut Oil）的油脂成分相當豐富，具有很高含量的棕櫚油酸（棕櫚油酸在兒童的皮脂腺中濃度相當高）。因此，可以考慮將昆士蘭果油使用在老化的皮膚上。眾所皆知地，它很容易就能夠被吸收進入皮膚內，不會讓皮膚殘留油膩感，對於那些一直遲遲不想在皮膚上面使用油性產品的人是很好的選擇。

橄欖油 （*Olea europaea*）

大部分人的食品儲藏櫃中都會有橄欖油（Olive Oil），而它也被做為極佳的藥用成分數千年之久。在古羅馬的大浴池中，橄欖油被作為潔膚霜使用——人們在身上塗抹大量的橄欖油，然後再使用刮身板（一種能夠將身體的油脂刮除的工具）將它刮掉。現今的時代，在希臘以及其他出產橄欖油的國家，使用橄欖油滋潤皮膚和頭髮仍是相當常見的習俗。橄欖油是透過機器從發酵的果實中萃取而來，第一批榨出的橄欖油會被標示為「特級初榨橄欖油」，是最具有治療效果的品種。

你知道嗎？

橄欖油、芝麻油和酪梨油的混和配方對於紫外線有輕微的抵禦效果，但我們也不能因此就完全仰賴它以預防曬傷的發生。

玫瑰果油 （*Rosa rugosa or Rosa spp.*）

玫瑰果油（Rosehip Oil）從玫瑰植株的果實和種子中萃取而來。因為它富含維他命 C，據知可以促進肌膚的癒合，玫瑰果油在預防正在癒合的傷口生成疤痕組織上，具有顯著的功效。

因為許多玫瑰果油是使用溶劑萃取法萃取而來的，所以務必要購買具有有機認證的玫瑰果油。

沙棘油（*Hippophae rhamnoides*）

不像其他在這個章節中探討的基底油，沙棘油（Sea Buckthorn Oil）並不是使用壓榨法萃取，是透過將沙棘果浸潤在其他的油品中，像是杏仁油或橄欖油，以獲取沙棘油的。製成的油含有高濃度、對皮膚有

助益的必需脂肪酸。你可以考慮將沙棘油使用在酒槽鼻或是皮膚潰瘍的治療上。

芝麻油 （*Sesamum indicum*）

人們耕植胡麻已有數千年的歷史，而在世界各地也都可見其蹤跡；許多文化也都會在烹飪時使用這植物的種子。從芝麻種子壓榨萃取的油，具有抵擋紫外線傷害的效果。在阿育吠陀醫學中，芝麻油是最常使用的油之一，主要是因為其具有溫暖的特性——只要有人受寒、感冒，它便是按摩油中的最佳成員之一。芝麻油（Sesame Oil）也含有抗氧化的成分，在妥善保存的狀況下，它可以有相當長的保質期。

你知道嗎？

如同其他的堅果和種子，芝麻本身也含有豐富的鈣和鎂——可以幫助增加骨質強度和減少肌肉痙攣的礦物質成分。

向日葵油 （*Helianthus annuus*）

我最喜歡將向日葵油（Sunflower Oil）做為基底油使用，因為它本身具有溫暖的特性，能讓阻滯的體液再度流動，對於水腫等體液阻滯的問題非常有幫助。根據《芳香療法植物油寶典》（Carrier Oil For Aromatherapy And Massage）的作者廉·普萊斯（Len Price）所述，它對於氣喘也相當有幫助。購買時務必選用有機向日葵油，因為這是唯一透過冷壓其種子製成的向日葵油。非有機的向日葵油通常是以溶劑萃取法製成。

不再對過敏感到恐懼

從堅果壓榨萃取的油通常不會引發過敏反應，這可能是因為精煉的油當中不含任何蛋白質－引發過敏反應的常見來源之一。

甜杏仁油 （*Prunus dulcis*）

甜杏仁油（Sweet Almond Oil）是最不容易腐敗變質的基底油但它跟其他基底油比起來較為油膩，所以有些人比較不喜歡使用它。它經常會添加在許多外用製劑和按摩油的配方中。購買時務必挑選有機冷壓的甜杏仁油。

瓊崖海棠油（*Calophyllum inophyllum*）

瓊崖海棠樹原生在印度洋以及南太平洋的許多小島上，在每個生長的地方，它的稱呼都不一樣—像是 foraha（馬達加斯加），fetau（薩摩亞）或 kamani（夏威夷）等。瓊崖海棠油（Tamanu Oil）大多來自大溪地，在那邊人們稱它為 tamanu。瓊崖海棠對島上的人民來說是「藥瓶中的醫藥箱」，可以使用在許多不同種類的症狀中，不論是尿布疹及蚊蟲叮咬，還是白斑及痲瘋病，都可以使用瓊崖海棠做治療。瓊崖海棠油是從日曬至少數周後的果實中冷壓萃取而來的。它對於帶狀皰疹引發的神經性疼痛特別有助益，它也具有抗發炎的效果，且對於黏膜組織沒有刺激性

附錄 2
使用精油排毒、增強免疫力

活化免疫系統

　　我認為人類的免疫系統完全沒有得到應有的重視。不只因為它全年無休地抵禦外來者經由皮膚或是其他入口侵入身體，還有它也必須檢視並評斷，進到身體的每一種物質是否會對我們造成威脅。就連我們所攝入的食物中的營養成分，在使用前也要先經過免疫系統的處理！這個判定作業會在肝臟中進行，要避免外來者侵入我們的血液循環，肝臟扮演著舉足輕重的角色。

　　這個事實告訴我們一件很有趣的重點 —— 不像消化系統或是循環系統，免疫系統本身並不真的是個「系統」；相較而言，它是體內其它所有系統的一部分。要保持免疫系統的活躍，最好的方式就是確保我們在所有層面上，盡自己最大所能地照顧著自己 —— 避開像是加工食品或酒精等會毒害身體的物質，規律運動以保持血液循環暢通等。血液所攜帶的各種免疫因子，會作為身體內部的第一道防線，不斷地在全身上下持續循環。

　　在合成物越來越多的現代社會，免疫系統必須咬緊牙根、相當努力地工作，因為它會碰到許多非天然且相對難以處理的物質。結果就讓免疫系統變得過度警覺，並攻擊那些不會對我們造成危害的物質，譬如說，我

皮膚乾刷

請試著使用皮膚乾刷來活化免疫系統吧！這個具有驚人效果的技術，可以促進淋巴循環，以維持免疫系統的健康。更多資訊，請參見 168 頁。

們自己的身體組織。會對人體造成重大傷害的自體免疫疾病，肇因於反應過度的免疫系統，如果你也因此所苦，你應該完全不想再提高免疫系統的功能了吧！幸運的是，大部分的精油都是雙向性的，或稱平衡性，意指它們可以幫助身體回到動力平衡的健康狀態，但這並不是對所有人都有療效！如果你罹患了某種自體免疫疾病，最好和受過訓練的專業芳療師密切合作，不要在家用自己的方式治療自己。

　　而沒有此困擾的人，使用「保持健康」配方（見下方小方框），可以在感冒或是流感季節的時候強化我們的免疫系統，即使我們周圍有人咳嗽，不斷將感染源釋放到我們呼吸的空氣中時，我們仍能夠保持健康的狀態。

解毒作用

　　　　和精油的使用相關的最後一個關鍵字就是——解毒作用。遵照前面內容的脈絡鋪陳，我們應該瞭解到，好好照顧身體就是最好的排毒方式。清除身體毒素的主要器官是我們的消化系統和肝臟，但我們的腎臟、

保持健康配方

這個配方很適合使用在霧化擴香儀中，我們可以將它擴香在任何有感冒或流感徵候出現的地方，在感冒或流感季，我會用它擴香我的治療室。請每天擴香數次，每次擴香數分鐘的時間，以減少周遭環境中細菌和病毒的數量並強化你的免疫系統。

♦ 尤加利藍膠或茶樹：5 ～ 8 滴
♦ 薰衣草：5 ～ 8 滴
♦ 檸檬：1 滴

皮膚和肺臟也會持續不斷地將身體中不要的廢物排出體外。讓這些器官隨時保持在最佳的狀態，可以讓其充滿效率地完成工作。舉例來說，你可以透過避開酒精的攝取以減少肝臟的負擔，或是透過戒菸來保護你的肺臟。減少毒素的攝取就是幫助身體排出毒素的最好方式。

最近，有些公司開始鼓勵大家透過內服精油，維持身體本身排除廢物的功能。然而，因為肝臟會自動地將所有進入身體的物質標示為「入侵者」，口服精油對肝臟所增加的負擔，會徹底抵銷掉精油帶來的療效。

我認為攝取健康的食物、運動以及避開會增加內臟負擔的物質，可以更好地支持自身排毒器官的作用。但若這些器官已經失衡了，使用精油幫助這些器官的恢復是十分合理的想法，但請運用各種擴香方法來使用精油。

使用天然的美容產品

避開充滿合成物質的美容產品，也能夠降低包含皮膚在內的許多臟器的負擔。請選用含有精油的天然產品，或是自己 DIY！將芳香療法的好處帶進自己平日的生活習慣中，真的是一個非常令人享受的過程。

致謝

　　寫書，是需要許多人共同參與的夢幻饗宴，在我生命中所遇見的每位老師，都成為了我文字中的重要養分。這裡的老師，並不僅僅是指在無數的課堂時間中，站在我前方的教育指導者—當然，他們無庸置疑—他們負責教授我在這本書中分享給你們的重要知識。但我在此指的老師是泛指所有教導我如何以真實的自我活出美好生命的人們，而這些生活準則也都值得分享給更多人知道。在書的內文裡並沒有明確地敘述所有準則（雖已含括大部分），但這些準則塑造了我所有的行為模式，所以它們必然已反映在我所寫的這本書中。我也感謝拿著這本書的你，縱使我不知道你是在何時分享給我屬於你的生命禮物，但當我發現自己又經歷成長和典範轉移（paradigm shift）時，我知道那些禮物已送達到我的深層意識之中。

　　我在過去的數年當中，寫書、療癒，並對生命產生更進一步的認識。在這個過程中有許多好朋友支持我，在我與他們見面之前，大部分都是透過社交媒體交流往來。我承認我在第一次使用社交媒體時，對於它們是否能產生正面及建設性的影響，抱持著相當的疑惑。但當我的生命被某個極具衝擊性的浪潮弄得天翻地覆時，我使用了社交媒體敘述我那時的經歷，然而，來自世界各地的回應竟以我從未想到的方式幫助了我。這樣的連結最初雖然讓我感覺很飄渺，但當我們之間的連結越來越緊密時，這些來自過往的陌生人的鼓勵與力量，徹徹底底轉變了我的想法。我最近出去旅遊了一段蠻長的時間（時斷時續的六個月），並且見到了許多在線上

結識的朋友。事實上，他們每一個人都比我透過線上所理解的還要美好。這是一個覺醒的旅程，深深地重新塑造了我所是的我，我真的非常感謝這群新朋友給予我的支持。

我必須鄭重其事地再一次感謝 CoDB 社群，因為它陪伴我一起乘過悲傷及喜悅的浪潮。另外，我想要特別感謝我的摯友莫妮卡・索文（Monika Sovine），在我感到被整個世界遺棄，彷彿隻身一人深埋於地洞中時，她幫助我跨越許許多多的苦痛，讓我重返生命之中。明克斯（Minks），從你身上湧現出來，對於生活和體驗美麗事物的無限熱情，讓我想起生命可以活得多麼精采動人，我應該要繼續與生命共舞。我全心全意地愛著你，我會永遠感謝你無私慷慨的靈魂。

資源分享

延伸閱讀

芳香療法

曼蒂・艾佛帖兒《香氛聖經：調香師的秘密配方》

Aftel, Mandy.Fragrant: The Secret Life of Scent. Warwickshire:Riverhead Books,2014.

Arctander, Steffen. Perfume and Flavor Materials of Natural Origin. Elizabeth, NJ: 1960.

Franchomme, Pierre, Roger Jollois and Daniel Pénoël. L'aromathérapie exactement: Encyclopédie de l'utilisation thérapeutique des huiles essentielles. Montreal: Roger Jollois, 1990.

Keville, Kathi, and Mindy Green.
Aromatherapy: A Complete Guide to the Healing Art, 2nd edition. Feasterville Trevose, PA: Crossing Press, 2008.

蓋布利爾・莫傑《花草能量芳香療法：融合陰陽五行發揮精油情緒調理的功效》
Mojay, Gabriel. Aromatherapy for Healing the Spirit: Restoring Emotional and Mental Balance with Essential Oils. Rochester, VT: Healing Arts Press, 2000.

Price, Shirley, and Len Price, eds.
Aromatherapy for Health Professionals, 4th edition. London: Churchill Livingstone, 2011.

Schnaubelt, Kurt. Advanced Aromatherapy: The Science of Essential Oil Therapy. Rochester, VT: Healing Arts Press, 1998.

羅伯・滴莎蘭德《精油安全專業指南》
Tisserand, Robert, and Rodney Young.
Essential Oil Safety: A Guide for Health Care Professionals, 2nd edition. London: Churchill Livingstone, 2013.

草藥學

Hoffmann, David. Medical Herbalism: The Science and Practice of Herbal Medicine. Rochester, VT: Healing Arts Press, 2003.

Tilgner, Sharol Marie. Herbal Medicine from the Heart of the Earth, 2nd edition. Pleasant Hill, OR: Wise Acres, 2009.

香氣與芳香物質的歷史

Aftel, Mandy. Essence and Alchemy:A Natural History of Perfume. Layton, UT: Gibbs Smith, 2004.

Classen, Constance, David Howes and Anthony Synnott. Aroma: The Cultural History of Smell. London: Routledge, 1994.

Reinarz, Jonathan. Past Scents: Historical Perspectives on Smell. Champaign, IL: University of Illinois Press, 2014.

Turin, Luca. The Secret of Scent: Adventures in Perfume and the Science of Smell. New York: Harper Perennial, 2007.

基底油

廉‧普萊斯《芳香療法植物油寶典》
Price, Len, with Shirley Price. Carrier Oils: For Aromatherapy and Masage, 4th edition. Warwickshire: Riverhead Books, 2000.

純露

蘇珊‧凱帝《純露芳香療法》
Catty, Suzanne. Hydrosols: The Next Aromatherapy. Rochester, VT: Healing Arts Press, 2001.

Harman, Ann. Harvest to Hydrosol: Distill Your Own Exquisite Hydrosols at Home. Fruitland, WA: botANNicals, 2015.

焚香

Toy, Barbara. Traveling the Incense Route: From Arabia to the Levant in the Footsteps of the Magi. New York: Tauris Parke Paperbacks, 2009.

Wylundt and Steven R. Smith. Wylundt's Book of Incense. Newburyport, MA: Red Wheel/Weiser, 2007.

燻煙

Donatella, LeeZa. Smudging for Beginners: Secrets from a Professional. Park City, UT: Higher Roads Productions, 2015.

Ronngren, Diane. Sage & Smudge: The Ultimate Guide. Carlsbad, CA: ETC Publishing, 2003.

供應商

精油瓶

Bulk Apothecary
www.bulkapothecary.com

Specialty Bottle
www.specialtybottle.com

基底物質

Essential Wholesale & Labs
www.essentialwholesale.com/category/ 32/ingredients

掛飾用的吸墨紙

Candles & Supplies
www.candlesandsupplies.net/
Air-Fresheners/Air-Freshener-Paper

聞香棒

Amazon
www.amazon.com (Search: personal inhaler essential oils)

參考文獻

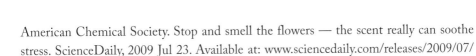

American Chemical Society. Stop and smell the flowers — the scent really can soothe stress. ScienceDaily, 2009 Jul 23. Available at: www.sciencedaily.com/releases/2009/07/090722110901.htm.

Anonymous. The Classic of Mountains and Seas. Translated by Anne Birrell. London: Penguin Classics, 2000.

Bearden M. Sharyn Gildea: Making rosaries from flowers. U.S. Catholic, 2010 Feb; 75 (2); 24–28.

BibleVerseStudy.com.Spikenard. Available at: www. bibleversestudy.com/johngospel/john12-spikenard- bethany.htm.

Chervinskaya AV, Zilber NA. Halotherapy for treatment of respiratory diseases. J Aerosol Med, 1995; 8 (3): 221–32.

China Daily. Ancient incense craze. Available at: www.chinadaily.com.cn/ezine/2007-05/18/ content_875434.htm.

Choi SY, Park K. Effect of inhalation of aromatherapy oil on patients with perennial allergic rhinitis:A randomized controlled trial. Evid Based Complement Alternat Med, 2016; 2016: 7896081.

Edwards-Jones V, Buck R, Shawcross SG, et al.
The effect of essential oils on methicillin-resistant
Staphylococcus aureus using a dressing model.
Burns, 2004 Dec; 30 (8): 772–77.

Hajar R. The air of history (part II): Medicine in the Middle Ages. Heart Views, 2012 Oct–Dec; 13 (4):
158–62.

Harissis HV. A bittersweet story: The true nature of the 月桂 of the Oracle of Delphi. Perspect Biol Med, 2014 Summer; 57 (3): 351–60.

Ibn-Sina H. Canon of Medicine: Book II Materia Medica (English translation of the critical Arabic text). New Delhi: Department of Islamic Studies, Hamdard University, 1998.

Lv XN, Liu ZJ, Zhang HJ, Tzeng CM. Aromatherapy and the central nerve system (CNS): Therapeutic mechanism and its associated genes. Curr Drug Targets, 2013 Jul; 14 (8): 872–79.

Lyttelton C. The Scent Trail: How One Woman's Quest for the Perfect Perfume Took Her Around the World. London: Penguin Publishing Group, 2009.

Mahe Y. History of gloves and their significance: Part I – early fashion gloves. Fashion Times, 2013 Nov 12. Available at: www.fashionintime.org/ history-gloves-significance.

Nadel D, Danin A, Power RC, et al. Earliest floral grave lining from 13,700–11,700-y-old Natufian burials at Raqefet Cave, Mt. Carmel, Israel. PNAS, 2013 May; 110 (29): 11774–78.

Native Americans Online. The purification ceremony. Available at: www.native-americans-online.com/ native-american-sweat-lodge.html.

Panda H. The Complete Technology Book on Herbal Perfumes and Cosmetics. Delhi: National Institute of Industrial Research, 2003.

Pauli A, Schilcher H. Specific selection of essential oil compounds for treatment of children's infection diseases. Pharmaceuticals (Basel), 2004 Jan;1(1):1–30.

Pliny the Elder. Natural History, book XXV, chapter 19.
Poon A. The orchid and Confucius. Asia Sentinel,2008 Feb 6. Available at: www. asiasentinel.com/
alice-poon/culture/the-orchid-and-confucius.

Press M, Hartop PJ, Prottey C. Correction of essential fatty-acid deficiency in man by the cutaneous application of sunflower-seed oil. Lancet, 1974 Apr 6; 1 (7858): 597–98.

Price L. Carrier Oils: For Aromatherapy and Massage, 4th ed. Warwickshire: Riverhead Books, 2008.

Pybus DH, Sell CS. The Chemistry of Fragrances. London: Royal Society of Chemistry, 1999.

Scentcillo. Scenting places and spaces in Chinese culture. Available at: www.scentcillo. com/blog/ scenting-places-and-spaces-chinese-culture.

Schnaubelt K. Advanced Aromatherapy: The Science of Essential Oil Therapy. Rochester, VT: Healing Arts Press, 1998.

Shaath NA. The wonders of jojoba. happi, 2012 Sep: 47–52.
SWCS Media. Money in the New Testament.
Available at: www.swcs.com.au/moneynt.htm.

von Bingen H. Hildegard's Healing Plants: From Her Medieval Classic Physica. Translated by Bruce W. Hozeski. Boston: Beacon Press, 2001.

Walton G. Patchouliin the 1800s. Geri Walton: Unique Histories from the 18th and 19th Centuries.
Available at: www.geriwalton.com/patchouli.

Williamson AM, Feyer A-M. Moderate sleep deprivation produces impairments in cognitive and motor performance equivalent to legally prescribed levels of alcohol intoxication. Occup Environ Med, 2000; 57: 649–55.

Yang S. The Divine Farmer's Materia Medica: A Translation of the Shen Nong Ben Cao Jing. Boulder: Blue Poppy Press, 1998.

HealthTree 健康樹 健康樹系列 147

撫慰身心的精油擴香芳療
AROMATHERAPY WITH ESSENTIAL OIL DIFFUSERS

作　　者	卡琳‧帕拉莫爾（Karin Parramore）
譯　　者	賴佳妤
總 編 輯	何玉美
主　　編	紀欣怡
責任編輯	盧欣平
封面設計	萬亞雰
版型設計	葉若蒂
內文排版	許貴華

出版發行	采實文化事業股份有限公司
行銷企畫	陳佩宜‧黃于庭‧馮羿勳‧蔡雨庭‧曾睦桓
業務發行	張世明‧林踏欣‧林坤蓉‧王貞玉‧張惠屏
國際版權	王俐雯‧林冠妤
印務採購	曾玉霞
會計行政	王雅蕙‧李韶婉‧簡佩鈺
法律顧問	第一國際法律事務所　余淑杏律師
電子信箱	acme@acmebook.com.tw
采實官網	www.acmebook.com.tw
采實臉書	www.facebook.com/acmebook01

I S B N	978-986-507-189-9
定　　價	380 元
初版一刷	2020 年 10 月
劃撥帳號	50148859
劃撥戶名	采實文化事業股份有限公司
	10457 台北市中山區南京東路二段 95 號 9 樓
	電話：（02）2511-9798　傳真：（02）2571-3298

國家圖書館出版品預行編目資料

撫慰身心的精油擴香芳療：64 種基礎精油
×160 種擴香配方，改善焦慮、疲勞、過敏、頭
痛等 200 種身心問題 / 卡琳. 帕拉莫爾 (Karin
Parramore) 著；賴佳妤譯. -- 初版. -- 臺北市：采
實文化, 2020.10

272 面；17 × 23 公分. -- (健康樹系列)；147)

譯自：Aromatherapy with essential oil diffusers :
for everyday health and wellness

ISBN 978-986-507-189-9(平裝)

1. 芳香療法 2. 香精油

418.995　　　　　　　　　　　109012094

Aromatherapy with Essential Oil Diffusers
Text copyright © 2018 Karin Parramore
Illustrations copyright © 2018 Robert Rose Inc.
All rights reserved.
Chinese complex translation copyright © ACME Publishing Co.,
Ltd., 2020
Published by arrangement with Robert Rose Inc.
through LEE's Literary Agency

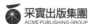

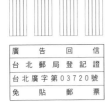

採實文化 **采實文化事業有限公司**

104台北市中山區南京東路二段95號9樓

采實文化讀者服務部　收

讀者服務專線：02-2511-9798

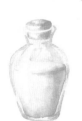

撫慰身心的
精油擴香芳療

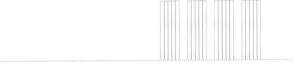

Aromatherapy with Essential Oil Diffusers
For Everyday Health and Wellness

64種基礎精油×160種擴香配方，
改善焦慮、疲勞、過敏、頭痛等200種身心問題

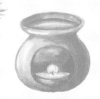

Karin Parramore
卡琳・帕拉莫爾——著

賴佳妤——譯

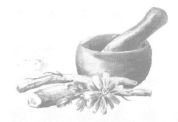

撫慰身心的精油擴香芳療

讀者資料（本資料只供出版社內部建檔及寄送必要書訊使用）：

1. 姓名：
2. 性別：□男　□女
3. 出生年月日：民國　　　　年　　　　月　　　　日（年齡：　　　　歲）
4. 教育程度：□大學以上　□大學　□專科　□高中（職）　□國中　□國小以下（含國小）
5. 聯絡地址：
6. 聯絡電話：
7. 電子郵件信箱：
8. 是否願意收到出版物相關資料：□願意　□不願意

購書資訊：

1. 您在哪裡購買本書？□金石堂（含金石堂網路書店）　□誠品　□何嘉仁　□博客來
　　□墊腳石　□其他：＿＿＿＿＿＿＿＿＿＿＿＿＿＿＿＿＿＿（請寫書店名稱）
2. 購買本書日期是？＿＿＿＿＿年＿＿＿＿＿月＿＿＿＿＿日
3. 您從哪裡得到這本書的相關訊息？□報紙廣告　□雜誌　□電視　□廣播　□親朋好友告知
　　□逛書店看到　□別人送的　□網路上看到
4. 什麼原因讓你購買本書？□喜歡料理　□注重健康　□被書名吸引才買的　□封面吸引人
　　□內容好，想買回去做做看　□其他：＿＿＿＿＿＿＿＿＿＿＿＿＿＿＿＿（請寫原因）
5. 看過書以後，您覺得本書的內容：□很好　□普通　□差強人意　□應再加強　□不夠充實
　　□很差　□令人失望
6. 對這本書的整體包裝設計，您覺得：□都很好　□封面吸引人，但內頁編排有待加強
　　□封面不夠吸引人，內頁編排很棒　□封面和內頁編排都有待加強　□封面和內頁編排都很差

寫下您對本書及出版社的建議：

1. 您最喜歡本書的特點：□圖片精美　□實用簡單　□包裝設計　□內容充實
2. 關於精油擴香芳療的訊息，您還想知道的有哪些？
＿＿
＿＿
3. 您對書中所傳達的步驟示範，有沒有不清楚的地方？
＿＿
＿＿
4. 未來，您還希望我們出版哪一方面的書籍？
＿＿
＿＿